AF240773

LA CLEF

DE LA

SCIENCE DE L'HOMME

Les figures intercalées dans le texte sont en partie extraites des deux ouvrages suivants :

Nouveau traité élémentaire d'anatomie descriptive par A. Jamain, Paris, Germer-Baillère, éditeur.

Nouveaux éléments d'histoire naturelle-zoologie. Par Ed. Lambert. Paris, F. Savy, éditeur.

POISSY. — TYP. S. LEJAY ET A. BOCRET.

LA CLEF

DE LA

SCIENCE DE L'HOMME

OU

NOTIONS D'ANATOMIE ET DE PHYSIOLOGIE HUMAINES,
D'HYGIÈNE ET DE MÉDECINE, A L'USAGE DES GENS DU MONDE.

RECUEILLIES

PAR LE DOCTEUR REIS

MÉDECIN HONORAIRE DE L'ASSISTANCE PUBLIQUE, CHEVALIER
DE LA LÉGION-D'HONNEUR, DE L'ORDRE DE CHARLES III D'ESPAGNE, ETC.

Γνωτὶ σεαυτον
Connais-toi toi-même.

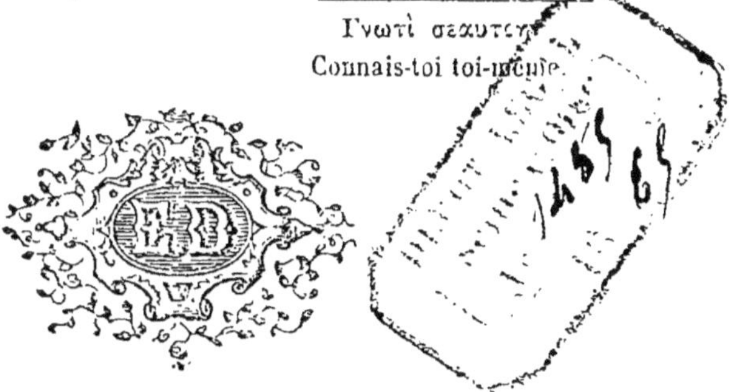

PARIS

E. DENTU, ÉDITEUR

LIBRAIRE DE LA SOCIÉTÉ DES GENS DE LETTRES

PALAIS-ROYAL, 17 ET 19, GALERIE D'ORLÉANS

—

1865

PRÉFACE

J'ai souvent rencontré des hommes très-distin-
gués, très-intelligents, très-instruits d'ailleurs, qui
regrettaient vivement de n'avoir aucune idée positive de leur propre structure, non plus que du jeu
des fonctions dont l'ensemble constitue la vie. Est-il
effectivement sujet plus intéressant, plus curieux,
plus utile à connaître que l'organisme humain?
Quel spectacle merveilleux que celui des appareils
au moyen desquels s'exercent nos sens, nos facultés
intellectuelles, nos sentiments, tous ces phénomè-

nes organiques si variés et si nombreux, ces roua-
ges si bien combinés de notre vivante machine!

Je crois donc remplir une lacune très-sensible en
offrant aux personnes avides d'instruction le tableau
de la science de l'homme, conforme à l'état actuel
de la physiologie, mais réduit à des proportions
qui rendent cette science accessible à toutes les in-
telligences. En outre, la diffusion, la vulgarisation
de notions exactes sur l'exercice normal des organes et sur les circonstances qui peuvent en troubler
le jeu, doit, si je ne m'abuse, faciliter à chacun l'appréciation rapide et juste du point souffrant, de la
perturbation qui se produit en sa personne; et le
rendre capable, souvent, de trouver seul les indications hygiéniques et les premiers remèdes, toujours,
de signaler clairement à l'homme de l'art la nature
et le siége du mal qu'on ressent; de comprendre les
explications du médecin, ses recommandations, ses
réponses aux mille questions qu'on lui adresse, et
dont nécessairement il proportionne la solution au
degré d'instruction qu'il reconnaît chez son interlo-
cuteur.

Quant au langage médical que nous sommes bien obligé d'employer tel qu'il est, et que d'ailleurs il importe de populariser d'autant plus, que les nomenclatures scientifiques expriment presque toujours la nature même des choses ou des faits, nous avons, pour le rendre aisément intelligible, dressé deux tables, l'une analytique, suivant l'ordre dans lequel les matières sont traitées ; l'autre sous forme de vocabulaire, où l'on trouvera l'explication succincte des mots techniques et l'indication des paragraphes consacrés à chaque sujet. Des figures mises en regard du texte en favoriseront d'ailleurs l'intelligence. Enfin, quand nous voyons le public rechercher avec empressement toutes les occasions de s'initier aux connaissances positives en physique, en chimie, en histoire naturelle et même en géologie, il nous est bien permis de compter, un peu, sur l'opportunité de notre travail ; beaucoup, sur l'aptitude générale des esprits à l'intelligence des phénomènes de la vie humaine.

Il est de notre devoir de déclarer que, afin de nous placer au niveau des progrès les plus récents, de l'actualité la plus exacte, nous avons emprunté beaucoup à l'excellent *Traité de Physiologie* de M. le professeur Béclard, qui constitue aujourd'hui le code fidèle et complet des lois qui régissent l'organisme.

TABLE ANALYTIQUE DES MATIÈRES

CONTENUES DANS CE VOLUME

1. L'homme est relativement nouveau sur la terre; non-seulement les livres saints le représentent comme le dernier et le plus parfait ouvrage du Créateur; mais en fait, il n'apparaît que très-tard à la surface du globe, ainsi que le démontrent les travaux des géologues. En effet, sans remonter avec Buffon à l'origine de notre planète, si nous en étudions les éléments constitutifs, si nous tenons compte des nombreuses révolutions qui s'y sont successivement opérées, chacune déposant d'innombrables débris d'animaux et de végétaux particuliers à chaque ca-

1

tastrophe, nous serons étonnés du nombre infini de siècles qui ont dû s'écouler avant qu'il existât aucun être humain. Combien de temps a demandé l'accumulation des matières de nature purement minérale qui constituent les antiques fondements de l'enveloppe actuelle du globe? Combien pour la formation des *terrains de transition* dans lesquels seulement on commence à trouver des crustacés et des coquilles de genres éteints aujourd'hui? Combien pour la succession de ces couches variées et nombreuses qui portent le nom de *terrains secondaires*, à l'âge desquelles appartiennent ces masses de charbon de terre ou de *houille*, restes des premières richesses végétales qui aient orné la face du globe; et pour ces grands amas de gypse et de riches mines de sel que surmonte le *calçaire jurassique?* Mais nous sommes encore bien loin de la surface : avant d'y arriver, nous avons à traverser les incommensurables *bancs de craie*, produit d'une mer plus tranquille et moins coupée, au-dessus desquels se sont déposés tour à tour des terrains d'eau douce et des couches dont l'origine marine est démontrée par les coquilles qu'elles renferment ; terrains que, dans leur ensemble, on nomme généralement *tertiaires*, *diluviens*, ou seulement *diluvium*, parce que leurs dépôts supérieurs sont contemporains de la dernière des grandes catastrophes qui ont bouleversé la surface de la terre. Si nous disons la dernière, c'est que les terrains tertiaires profonds étant alternativement remplis de produits de l'eau douce et de produits de l'eau salée, il n'est pas douteux que, postérieurement à la déposition de la craie, le globe n'ait été sujet à des irruptions et à des retraites successives de la mer, qu'on doit considérer comme autant de déluges dont le dernier seul nous est signalé par les traditions historiques, les autres étant de beaucoup antérieurs à l'existence de l'homme.

2. Les terrains les plus superficiels, plus récemment formés de limon, de sable sans cesse déposés par les fleuves et les torrents, sont dits *alluvium* ou *terrains d'alluvions*. C'est seulement ici qu'apparaissent les premiers débris humains, accompagnés de ceux des animaux dont les espèces existent aujourd'hui. On

les rencontre dans les dépôts d'alluvions, dans les tourbes, ou sur les fonds d'étangs et de marais desséchés, dans les fentes et cavernes de quelques rochers, ou bien encore à peu de distance de la superficie, enfouis par des éboulements. En effet, les *terrains primitifs* ne présentent nulle trace de produits organiques. On aperçoit bien dans ceux de transition des *zoophytes*, des *mollusques*, des os et des squelettes de poissons, mais rien qui se rattache à des animaux terrestres. Dans les terrains secondaires, les grandes couches de houille et les empreintes des troncs de fougères et de palmiers, quoique indiquant déjà des terres sèches, ne montrent non plus aucun os de quadrupède. Ceux qu'on voit d'abord dans le schiste cuivreux, bitumineux, ne sont encore que des reptiles de la famille des lézards. Dans le calcaire coquillier, si riche en entroques et en crinites, se trouvent des ossements d'une très-grande tortue de mer, et ceux d'un autre quadrupède ovipare de la famille des lézards de grande taille. Mais dans le calcaire jurassique, la classe des reptiles prend tout son développement, et déploie des tailles gigantesques dans l'Ichtyosaurus qui vivait dans la mer quoique pouvant ramper à terre et respirer l'air libre ; dans le Plésiausorus encore plus monstrueux que le précédent ; et surtout dans le Mégalosaurus, lézard grand comme une baleine, et qui devait, selon Cuvier, dépasser vingt-cinq mètres de longueur. On y trouve aussi des lézards volants, des tortues d'eau douce, et, pour la première fois, quelques petits mammifères égarés parmi ces innombrables quadrupèdes ovipares. La craie n'offre à l'observateur que des reptiles, de grandes tortues marines, des lézards non moins gigantesques que le Mégalosaurus ; des crocodiles et des zoophytes marins. Plus haut, dans les terrains tertiaires, ce sont d'abord les mêmes animaux, crocodiles, tortues et coquilles, mais ayant vécu dans l'eau douce. Aucune trace avérée de mammifères n'apparaît avant le calcaire grossier, encore n'est-ce alors que des mammifères marins, dauphins, lamantins, morses ; poissons, cétacés, coquilles de mer la plupart inconnues de nos jours. Mais, dans les couches supérieures au calcaire grossier, la classe des mammifères terrestres commence à se montrer, notamment dans les plâtrières des environs de Paris qui contiennent en outre des carnassiers, des rongeurs, plusieurs sortes d'oiseaux tres-nombreux, des crocodiles et des tortues, quelques poissons et coquillages d'eau douce, toutes espèces éteintes aujourd'hui. On ne peut douter, dit Cuvier, que cette population qu'on pourrait appeler d'âge moyen, cette première grande production de mammifères n'ait été entièrement détruite ; et en effet, partout où l'on en découvre les débris, il y a au-dessus de grands dépôts de formation marine, en sorte que la mer a envahi les pays que ces races habitaient, et s'est reposée sur eux pendant un temps assez long, après lequel, en se retirant de nouveau, elle livra d'immenses surfaces à une population nouvelle d'animaux doués de quelque analogie avec les races actuelles, et dont les débris remplissent les couches sablonneuses et marneuses de tous les pays connus. Dans nos terrains meubles et superficiels couvrant le dépôt marin dont nous venons de parler, on ne rencontre plus que des éléphants, des rhinocé-

ros, des hippopotames, des chevaux, plusieurs
ruminants, des carnassiers de la taille du lion,
du tigre, de l'hyène. Les plus remarquables
de ces animaux sont le Mégathérium, plusieurs
espèces de Mastodontes, ayant de la ressemblance avec nos éléphants, et surtout le *Mam-
mouth* haut de cinq à six mètres, qui a laissé
des milliers de cadavres depuis l'Espagne jusqu'aux rivages de la Sibérie, et dont on a re-
trouvé, parfaitement conservés avec leur chair,
leur peau et leurs poils, des individus saisis par
les glaces postérieurement à la dernière catastrophe du globe. Cuvier fait remarquer la prédominance des carnassiers dans cette population d'animaux presque tous détruits lors de
cette catastrophe, et chez lesquels on retrouve
une certaine ressemblance avec les espèces qui
vivent de nos jours. Mais, dit ce grand natu-
raliste, ce qui étonne, c'est qu'il n'y ait pas un
seul quadrumane ; que l'on n'ait pas recueilli
un seul os, une seule dent de singe, ne fût-ce
que des os ou des dents de singes d'espèces per-
dues. Il n'y a non plus aucun homme ; tous les
os de notre espèce que l'on a recueillis avec

ceux dont nous venons de parler, s'y trouvaient accidentellement ; et d'ailleurs leur nombre est infiniment petit, ce qu'il ne serait certainement pas, si les hommes eussent fait alors des établissements sur les pays qu'habitaient ces animaux. Où était donc alors le genre humain ? Ce tardif chef-d'œuvre de la création existait-il quelque part ? Les animaux qui l'accompagnent maintenant sur le globe et dont il n'y a point de traces parmi ces fossiles, l'entouraient-ils déjà ? Les pays où il vivait avec eux ont-ils été engloutis, lorsque ceux qu'il habite maintenant et où une grande inondation avait pu détruire cette population antérieure, ont été remis à sec ? Ce qui est certain, c'est que nous sommes aujourd'hui au milieu d'une quatrième succession d'animaux terrestres ; et qu'après l'âge des reptiles, après celui des palœothériums, après celui des mammouths et des mastodontes et des mégathériums, est venu l'âge où l'espèce humaine, aidée de quelques animaux domestiques, domine et féconde paisiblement la terre ; et que ce n'est que dans les terrains formés depuis cette époque, dans les alluvions, dans les tourbières, dans les concrétions récentes, que l'on trouve à l'état fossile des os qui appartiennent tous à des animaux connus et aujourd'hui vivants, homme, bœuf, cerf, chevreuil, castor, etc. Aucun de ces restes n'appartient ni au grand dépôt de la dernière catastrophe, ni à ceux des âges précédents.

3. Toutefois nous devons dire qu'à plusieurs époques et tout récemment encore on a cru reconnaître la présence de quelques *débris* et de *produits humains*, os, dents, haches en silex, dans les couches profondes du diluvium et reposant presque sur la craie. Si l'on admet que les terrains où ces découvertes ont eu lieu soient réellement de nature diluvienne, et non le résultat de dépôts postérieurs au diluvium, contemporains de l'alluvion tourbeuse, formés de débris détachés et entraînés par les agents atmosphériques, il faudra bien en conclure que l'homme a préexisté quelque peu aux derniers bouleversements du globe, mais en petit nombre, habitant des contrées très-limitées épargnées par ces événements terribles, ou des pays au contraire entièrement abîmés au fond des

1.

mers actuelles, à l'exception de quelques individus qui ont continué son espèce. Cette hypothèse est corroborée par la connaissance d'un
vaste cataclysme survenu deux mille trois cents
ans avant Jésus-Christ, dans lequel auraient
péri les animaux et les hommes alors existants,
moins quelques-uns qui auraient non-seulement régénéré l'espèce, mais encore transmis à
leurs descendants la tradition de cette immense
catastrophe. A coup sûr Ogygès, Deucalion et
Moïse lui-même n'ont dû la révélation du *déluge* si précisément relaté dans la Genèse, ainsi
que par les auteurs grecs, arméniens et chinois,
qu'aux récits des contemporains de cet ef-
froyable cataclysme, répétés de génération en
génération, et nullement à la science de la géologie alors totalement inconnue. Mais il est à
remarquer que les traditions des différents peuples de l'antiquité s'accordent entre elles et
avec l'étude historique et scientifique des révolutions du globe, en ce qui concerne l'époque
où s'opéra cette vaste inondation qui ne remonte certainement pas au-delà de deux mille
ans avant Moïse, c'est-à-dire à cinq mille trois

cents ou cinq mille quatre cents ans avant nous. En résumé, tout porte à croire que l'homme n'a pas plus de cinq ou six mille ans d'existence ; qu'il est dans la série animale l'être le plus récent et le plus perfectionné ; que le petit nombre d'individus épargnés par ce dernier bouleversement se sont immédiatement répandus et propagés sur les terrains nouvellement mis à sec ; et que c'est depuis le déluge seulement que nos sociétés ont pris une marche progressive ; qu'elles ont formé des établissements, élevé des monuments, recueilli des faits, et combiné des systèmes scientifiques.

4. Tel est l'état actuel de nos connaissances sur l'origine de l'espèce humaine. Quelle puissance a présidé à sa *création ?* S'est-elle formée par le perfectionnement successif d'espèces inférieures en passant du singe au nègre ? Nous serions tenté de le croire, puisque en fouillant les entrailles de la terre, nous y voyons succéder à des êtres plus simples des êtres de plus en plus composés, suivant un même plan, et se rapprochant, par une filiation progressive, de la conformation propre aux espèces aujourd'hui

vivantes. Cette opinion est toutefois contraire à celle de Cuvier qui croyait à l'immutabilité des espèces, de sorte que, dans cette hypothèse, l'homme serait le résultat d'une génération spontanée, immuable, aussi bien que les autres animaux différant de leurs prédécesseurs, et qui auraient surgi successivement à la surface du globe à chaque époque ou dans chaque région géologiques.

5. L'espèce humaine est *une* sur la terre puisque les individus qui la composent, quels que soient leur lieu de naissance et leurs caractères particuliers, en se mêlant indistinctement entre eux, produisent par leur union des individus féconds. Cependant l'homme, considéré dans l'universalité du genre, présente des variétés assez tranchées, pour qu'on en ait fait des groupes distincts dont les caractères naturels se transmettent héréditairement. C'est là ce qui constitue les *races humaines*, lesquelles peuvent se rapporter toutes à deux types principaux : les *Orthognathes* (ὀρθή, droite; et γνάθος, mâchoire), caractérisés par un front proéminent, des dents incisives verticales, un *angle facial*

tendant à être droit : ce sont les races européennes ; et les *Prognathes* (πρό, en avant, et γνάθος, mâchoire), présentant un front fuyant, des incisives inclinées en avant et saillantes, un angle facial plus ou moins aigu. C'est à ce type prognathe qu'appartiennent les débris humains que l'on considère comme fossiles ; ce qui donnerait à croire que cette race moins parfaite a paru la première sur le globe. Ce n'est pas sur l'ouverture plus ou moins grande de l'angle facial, mais d'après l'état lisse ou crêpu des cheveux, que Isidore Geoffroy-Saint-Hilaire partage les hommes en deux divisions principales comprenant, la première, la race caucasique, alléganienne, hyperboréenne, malaise, américaine ; la mongolique, la paraboréenne et l'australienne ; la seconde, appartenant principalement à l'hémisphère austral, les races cafre, éthiopique, mélanienne et hottentote. Mais cette nomenclature, assez onéreuse à la mémoire, peut se réduire soit à cinq groupes qui sont : la race caucasienne, l'indo-américaine, la mongole, l'éthiopienne et la malaise ; soit même à trois seulement, selon Cuvier : la race blanche ou *caucasique*, la jaune ou *mongolique*, la nègre ou *éthiopique*. La première à laquelle nous appartenons, a son type chez les peuples du Caucase, les Géorgiens et les Circassiens. Elle se distingue entre toutes par la beauté de l'ovale qui forme sa tête ; la belle proportion de son corps ; l'étendue de l'angle facial plus ou moins rapproché de l'angle droit ; son nez long et pointu ; la longueur de ses cheveux lisses et flexibles, variant pour la couleur du blond au noir foncé. Sa peau blanche, ses joues colorées et ses lèvres vermeilles ne permettent de la confondre avec aucune autre. Enfin, c'est de la race caucasique que sont issus les peuples les plus éclairés, ceux qui ont le plus dominé les autres peuples.

La race *mongolique,* la plus nombreuse et la plus étendue sur le globe, est caractérisée par ses pommettes saillantes, son visage plat, ses yeux étroits et obliques, ses cheveux droits et noirs, sa barbe grèle et son teint olivâtre. Les Chinois en forment la branche principale et la plus ancienne dans la civilisation des peuples. Elle comprend les variétés malaise, hyperboréenne, Indo-Américaine, et paraît avoir pris origine dans les monts Altaï, comme la nôtre dans le Caucase.

La race *nègre* est confinée au midi de l'Atlas. On la reconnaît aisément à son teint noir, à ses cheveux laineux et crêpus, à son crâne comprimé, à son nez écrasé, à l'acuité de son angle facial, à ses grosses lèvres et à son museau saillant qui la rapprochent sensiblement du singe. Comme ce quadrumane, le nègre supporte mal le séjour de l'Europe où souvent ils succombent l'un et l'autre à la tuberculisation pulmonaire. Partout et dans tous les temps, la race éthiopique s'est montrée fort inférieure aux deux autres.

C'est bien à tort que l'on considérerait les *albinos,* d'une part, les *crétins,* de l'autre, comme constituant des races particulières. Ce ne sont que des variétés maladives, restreintes à certaines localités, peu propres à la génération, et ne propageant que par exception leurs caractères morbides.

6. L'homme, sous un des types que nous venons de reconnaître, se retrouve sur toute

l'étendue du globe, habitant les latitudes les plus diverses, supportant les températures les plus extrêmes, possédant seul entre tous les animaux la faculté de changer de climat, de passer presque impunément du pôle aux pays sous la ligne, en un mot de s'acclimater partout. Cependant ces déplacements sont mieux supportés par les originaires des régions tempérées que par ceux des climats excessifs. Il faut que ces derniers ne passent que par gradation d'un lieu à l'autre, s'ils veulent se préserver des dangers d'un changement trop prononcé.

En raison de sa qualité de *cosmopolite*, le genre humain est infiniment plus nombreux qu'aucune autre espèce. En effet, si nous en croyons une statistique empruntée à un journal anglais et que, faute de mieux, nous considérons tout au moins comme approximative, les habitants de la terre sont au nombre de un milliard deux cent quatre-vingt-huit millions, dont trois cent soixante-neuf millions de race caucasienne, cinq cent cinquante-deux millions de race mongole, cent quatre-vingt-dix millions de race éthiopienne, un million de race indo-américaine, et cent soixante-seize millions de race malaise. Ces divers peuples parlent trois mille soixante-quatre langues, et professent mille religions comprenant trois cent trente-cinq millions de chrétiens, cinq millions d'israélites, soixante millions suivant l'une ou l'autre des nombreuses religions asiatiques, cent millions de mahométans, et deux cent millions de païens. Parmi les chrétiens, cent soixante-dix millions appartiennent à l'Église catholique Romaine, soixante-seize millions aux croyances grecques, et quatre-vingt millions à la doctrine protestante.

La somme des morts pendant une année est, dans tout l'univers, de trois cent trente-trois millions, trois cent trente-trois mille, trois cent trente-trois personnes, c'est-à-dire quatre-vingt-onze mille cinq cent cinquante-quatre par jour; trois mille sept cent trente par heure, soixante par minute, une par seconde, en sorte que chacune de nos pulsations marque le décès d'une créature humaine. Cette perte est compensée par un nombre proportionnel de naissances, avec accroissement progressif de la population

chez les peuples civilisés, et dans les pays jouissant d'un climat tempéré.

7. Après avoir parcouru successivement les
quatre *âges de la vie*, l'enfance, l'adolescence,
la virilité, la vieillesse, l'homme aboutit, par
une détérioration progressive et continue de son
organisme, à la *mort* qu'on appelle alors *naturelle* ou *sénile*. Chez tous les êtres organisés, la
durée de la vie est à peu près fixe dans chaque
espèce, quand aucune circonstance extérieure
ou individuelle ne vient l'abréger accidentellement; et l'on sait qu'elle peut se mesurer
assez exactement en triplant la période de
temps nécessaire à l'accroissement complet.
Or, comme l'homme qui croît en hauteur
jusqu'à vingt ou vingt-deux ans n'achève toutefois son développement en grosseur que vers
trente ans, la mort naturelle ne devrait pas
nous frapper avant quatre-vingt-dix, cent ans,
et même davantage, d'après M. Flourens. Malheureusement la constitution originelle, les influences extérieures au milieu desquelles nous
vivons, et le mode selon lequel on use de la
vie, permettent à bien peu d'entre nous d'at-

teindre ce grand âge. Il y a tant d'écueils sur notre route ! Tant d'obstacles à surmonter, tant de périls entourent notre existence tourmentée et passionnée, qu'on ne peut s'étonner du nombre des voyageurs qui s'arrêtent en chemin. C'est ainsi que la durée moyenne de la vie humaine sur tout le globe est de trente-trois ans ; elle est en France de trente-neuf et au delà. Un quart de la population de la terre meurt avant sept ans, et une moitié avant dix-sept. Sur dix mille personnes, une seule parvient à accomplir sa centième année ; une sur cinq cents atteint quatre-vingt-dix ans, et une seule sur cent arrive à soixante ans. Les hommes mariés vivent plus longtemps que les célibataires, et l'homme de haute stature a plus de chances de longévité que celui de petite taille.

Quant à l'influence des professions, voici les proportions des personnes qui sur mille atteignent soixante-dix ans : parmi les prêtres, quarante-deux ; les agriculteurs, quarante ; les négociants et les ouvriers, trente-trois ; les soldats, trente-deux ; les employés, trente-deux aussi ; les ingénieurs et les avocats, vingt-neuf ; les professeurs, vingt-sept; les médecins, vingt-quatre. Ainsi ce sont précisément ceux qui passent leur vie à chercher les moyens de prolonger celle des autres, qui meurent les plus jeunes.

Des documents authentiques recueillis par l'assistance publique de Paris établissent que, sur quarante-huit mille enfants abandonnés et élevés à la campagne dans l'espace de vingt ans, il en est mort onze sur cent dans les dix premiers jours de la vie, et cinquante-cinq sur cent dans leur première année; tandis que la mortalité ne s'est élevée qu'à vingt-neuf sur cent chez les enfants de la classe moyenne envoyés en nourrice par le bureau. Cette dernière proportion se rapproche beaucoup de la proportion générale des décès parmi les enfants d'un jour à un an, qui varie du quart au sixième. On a de plus observé que les enfants nés au printemps sont généralement plus forts que les autres; que la naissance et la mort ont le plus souvent lieu la nuit; et que le huitième seulement de la population est propre à l'état militaire.

8. Soit que la vie s'éteigne après une longue

durée, alors que l'organisme usé, détérioré devient définitivement incapable de prolonger davantage une existence qui s'est graduellement
rétrécie; ou bien qu'elle cesse brusquement,
avant l'âge, à la suite d'une maladie ou d'un
accident quelconque, la mort résulte toujours et
dans tous les cas de la cessation d'action des
trois organes qui président sans nulle interruption à la vie de l'homme, le cerveau, les poumons, et le cœur. Tantôt c'est le cerveau qui,
mourant le premier, condamne au fatal repos le
cœur et les poumons, en leur refusant l'innervation; tantôt c'est l'inertie de l'un de ces
appareils suivie aussitôt de l'inaction de l'autre, qui détermine la mort du centre nerveux
cérébral, en le privant du sang artériel dont
il ne peut se passer. Ainsi, dispensation de
l'influence cérébrale, et distribution du sang
revivifié dans l'acte respiratoire, telles sont les
deux conditions fondamentales de la vie. Tant
qu'elles se maintiennent intactes, l'organisme
résiste à toutes les perturbations secondaires;
les lésions les plus graves ne parviennent à en
arrêter le jeu, qu'en abolissant d'abord ces phé-

nomènes primordiaux : innervation, respiration, circulation.

A peine le dernier soupir est-il exhalé, qu'un froid particulier s'empare du corps : le visage se décolore et prend un aspect cadavéreux si caractéristique et si frappant, que les personnes étrangères à l'art médical y reconnaissent facilement la mort, lors même qu'elles la voient en face pour la première fois ; les yeux s'affaissent et se ternissent ; les membres se roidissent ; les doigts deviennent bleuâtres, la peau dans les parties les plus déclives se couvre de marbrures et de vergetures dues à la sortie du sang de ses vaisseaux. Dans un temps qui varie selon le genre de mort, l'âge, l'embonpoint et le degré de la température ambiante, survient enfin la *décomposition cadavérique* accompagnée d'une odeur sui generis. Le concours de ces circonstances, et par dessus tout, la *putréfaction*, permettent d'affirmer que la vie a cessé définitivement. Cependant, même à défaut de ce dernier signe qui peut tarder longtemps à se produire, les moyens de distinguer l'apparence de la réalité sont encore assez efficaces, pour qu'une erreur soit tout à fait impossible, au moins dans les localités où les décès sont constatés régulièrement. Arrière donc ces folles terreurs suscitées par des histoires apocryphes dont le moindre tort est d'inspirer à quelques personnes crédules, des précautions illusoires contre le danger prétendu d'une inhumation précipitée. Mais enfin, s'il se trouvait parmi nos lecteurs, quelqu'un pour qui la visite du médecin vérificateur, ou celle de son propre médecin ne serait pas un motif suffisant de sécurité, nous l'engagerions à réclamer le respect absolu du corps, jusqu'aux premiers indices de la *putréfaction*.

9. Dans toutes les races, sur tous les points du globe, l'homme a besoin de son semblable; il est donc essentiellement, sinon exclusivement *sociable*. Que deviendrait l'enfant naissant, dépourvu de tout moyen personnel de vie et de défense, s'il n'était entouré des soins intelligents et affectueux de ses parents? Mais son éducation physique est bien longue; avant qu'elle arrive à son terme, surviennent d'autres enfants qui nécessitent les mêmes soins, et c'est ainsi

que se prolonge et se consolide l'union du
père et de la mère. Bientôt les aînés prennent
part aux travaux de la famille; la réciprocité
des sentiments et des soins, la solidarité des
peines et des joies, réunissent tous et chacun en un faisceau qui constitue le premier
chaînon de la société. L'homme isolé serait incapable de se nourrir, de se vêtir, de se défendre contre les animaux qui le fatiguent et le
menacent incessamment. Ce n'est que par le
concours et par la réunion des forces et des
capacités individuelles, qu'il devient puissant
et *perfectible* à l'infini; qu'il domine sur toute
la nature, et qu'il produit en fin de compte les
merveilles de la civilisation.

10. L'homme est donc en toutes choses infiniment supérieur aux autres animaux, tellement
que quelques naturalistes ont eu la prétention
d'en faire un règne à part, le règne *hominal*.
Dans le règne animal, il occupe l'échelon le
plus élevé parmi les vertébrés mammifères;
seul il est *bimane*. Mais ce qui le place incon-
testablement au-dessus de tous les êtres, ce qui
doit lui mériter un rang distinct, c'est la portée

immense de son *intelligence*, coïncidant avec un cerveau proportionnellement plus volumineux; c'est la possession exclusive de la pensée, des idées abstraites; c'est la faculté de s'entretenir avec ses semblables, même à distance et dans la suite des temps, par la parole et par les écrits.

Néanmoins, au point de vue physique, l'espèce humaine est soumise aux lois générales qui régissent non pas seulement le règne animal, mais les végétaux eux-mêmes : elle naît, s'accroît, se perpétue, vit et meurt comme tous les êtres organisés à la classe desquels elle appartient. C'est précisément en considération des nombreux rapports d'organisation et d'existence que présentent l'animal et le végétal, que les naturalistes modernes ont réduit à deux seulement les grandes divisions qui comprennent tous les corps répandus à la surface du globe : *Corps vivants* ou *organisés* d'un côté; de l'autre, *corps inertes* ou *inorganisés;* lesquels en effet diffèrent dans les deux classes par la composition chimique, par la structure, par la forme, par l'origine ou formation, par le mode d'accroissement et par le mode de destruction. Cependant ces êtres si divers sont loin d'être absolument isolés, indépendants les uns des autres ; tous sont également des composés matériels, constitués d'éléments identiques, de provenance commune, et dont corps bruts et corps vivants font un continuel échange. En effet, quelles sont les sources où la plante puise l'eau, l'acide carbonique, l'ammoniaque et les sels nécessaires à sa vie, à son développement ? L'atmosphère qui l'entoure, et la terre où plongent ses racines. C'est des emprunts ainsi faits au règne minéral que se composent les substances organiques dont les animaux s'emparent à leur tour, et qu'ils s'approprient. Mais animal et végétal restituent sans cesse les matériaux qu'ils ne peuvent retenir, et qui rentrent parmi les corps inertes sous leurs formes primitives, ammoniaque, acide carbonique, sels et eau. Chimiquement notre substance peut en dernière analyse être ramenée à quelques corps simples, *carbone, hydrogène, azote*, etc., dont les diverses combinaisons donnent naissance aux *principes immédiats* de notre organisation, l'*albumine,* la *gélatine* et la *fibrine.*

ÉLÉMENTS ORGANIQUES DU CORPS HUMAIN

11. Si l'on examine au microscope les parties constitutives du corps humain, on les voit se réduire à deux *éléments*, l'un, le *globule,* offrant l'aspect de particules à l'état vésiculaire, isolées, suspendues dans un liquide tel que le sang, la lymphe, le chyle, et portées par la circulation dans tous les points de l'organisme; l'autre, terme ultime de la division des tissus, représentant une *fibre,* une *cellule* cylindrique, douée de dimensions et de propriétés caractéristiques dans chacun d'eux. C'est de celle-ci, de cet élément anatomique primitif que sont formés nos organes; c'est par la multiplication, par la transformation de ces petites cellules qu'ils s'accroissent et se développent. L'assemblage diversement modifié des fibres élémentaires se montre sous trois formes distinctes : la fibre cellulaire, la fibre musculaire et la fibre nerveuse. Tous les tissus organisés ont pour base

une de ces trois fibres primitives, ou résultent de l'association de plusieurs d'entre elles. L'élément *cellulaire*, aussi nommé générateur parce qu'il se retrouve dans la plupart des systèmes organiques, consiste en une multitude de petites loges ou cellules en communications réciproques, et dans lesquelles la graisse est reçue en dépôt. Les fibres cellulaires, aplaties en lames plus ou moins étendues, forment les *membranes*, qu'on distingue en *muqueuses*, en *séreuses* et en *fibreuses ;* contournées en cylindres, elles constituent les vaisseaux. Les os ne sont que du tissu cellulaire rendu consistant par la présence du phosphate de chaux. La cellulosité a pour principe immédiat la *gélatine* dont le caractère physique est de se dissoudre dans l'eau bouillante et de se prendre par le refroidissement en une gelée tremblante.

La fibre *musculaire* a pour base la *fibrine*, autre principe immédiat, insoluble dans l'eau bouillante, et doué d'une propriété distinctive qu'on appelle contractilité. Réunis en faisceaux, les filaments charnus forment les muscles, agents des mouvements volontaires. Accolés aux vaisseaux et aux réservoirs naturels, ils en déterminent la contraction, indépendamment de la volonté.

La fibre *nerveuse* se présente soit sous l'aspect d'une substance blanche ou grisâtre, de faible consistance, logée dans le crâne et dans le canal vertébral (cerveau, moëlle épinière); soit sous forme de cordons qui semblent être la continuation des centres nerveux, et qui ne sont autre chose que les nerfs. *L'albumine*, principe immédiat coagulable à l'eau bouillante, entre pour beaucoup dans la composition de la pulpe nerveuse.

En outre de ses éléments solides, le corps humain comprend dans son organisation divers fluides parmi lesquels le sang occupe le premier rang, et qui représentent chez l'adulte environ les neuf dixièmes du poids total du corps. Solides et liquides sont doués de la *force vitale*, principe abstrait, cause inconnue des phénomènes de la vie; et de *propriétés vitales*, sensibilité, contractilité, caloricité, etc., qui président à la conversion de matériaux inertes en tissus et en fluides vivants.

2.

12. Animés par ce principe vivifiant, les éléments anatomiques se réunissent et se combinent de manière à former les *organes* ou instruments par le jeu desquels la vie se manifeste dans le corps animal. On appelle *appareil* le groupe des organes qui concourent à un but commun, à une fonction particulière. Et, puisque *la vie* est l'ensemble des fonctions, *la mort* en est l'abolition.

L'anatomie a pour objet la structure, la forme, la disposition relative des organes dont la combinaison produit le corps vivant. La *physiologie* est la science des fonctions vitales; elle exige des connaissances préalables en anatomie. L'une et l'autre, ainsi d'ailleurs que toutes les sciences, ne peuvent être étudiées sans méthode, sans un plan suivant lequel on isole, par la pensée, des organes, des phénomènes indissolublement liés entre eux. Ici la division du sujet est toute naturelle. En effet, nous voyons d'abord l'être organisé puiser dans les milieux qui l'entourent des éléments étrangers qu'il modifie et transforme en sa propre substance. Ces actes et les organes qui les accomplissent sont donc des fonctions, des agents de *nutrition*, constituant la *vie organique* ou *végétative*. Mais tandis que le végétal trouve sa nourriture à sa portée et sans déplacement, l'animal est obligé pour se procurer la sienne de se livrer à des actes, à des mouvements qui le distinguent essentiellement, et dont l'ensemble constitue les *fonctions de relation* ou *de la vie animale*.

Outre ces deux groupes de phénomènes exclusivement consacrés à la vie de l'individu, les corps organisés en présentent de très-distincts ayant pour but la perpétuation de la vie de leurs espèces respectives. Ils y pourvoient au moyen des *appareils* et des *fonctions de reproduction*. Si les deux premiers ordres de fonctions ne sont pas bien rigoureusement limités entre eux, si tout au contraire ils ont ensemble des relations intimes et nécessaires, ils diffèrent sur beaucoup de points des fonctions relatives à la vie de l'espèce. Celles-ci sont essentiellement temporaires, limitées, elles apparaisent et disparaissent à des époques critiques; elles peuvent manquer sans compromettre la vie de l'individu; leurs organes n'ont d'activité que pendant un laps de temps déterminé, tandis que les appareils de la vie individuelle toujours aptes à l'action restent en exercice depuis l'instant où commence l'être vivant jusqu'à celui où il cesse d'exister.

FONCTIONS DE NUTRITION

13. La vie organique comprend les fonctions de la digestion, de l'absorption, de la circulation, de la respiration, de la calorification, des sécrétions, et de l'assimilation, ou nutrition proprement dite.

DIGESTION

De toutes ces fonctions appelées à pourvoir simultanément à la décomposition et à la recomposition moléculaires de toutes les parties du corps, la première à considérer parce qu'elle entre en jeu la première, est la *digestion* qui prépare au moyen des aliments les matériaux propres à réparer les pertes incessantes de l'économie, et qui en rejette au dehors le superflu.

Le besoin de réparation se fait sentir par la *faim* et la *soif*, sensations internes, d'abord assez agréables, mais devenant bientôt douloureuses, la seconde surtout, lorsqu'elles ne sont point satisfaites. Elles coïncident, l'une avec l'achèvement du travail digestif, l'autre avec une diminution sensible de la proportion de l'eau contenue dans le sang. Le besoin d'aliments se renouvelle en général chez l'homme adulte deux ou trois fois dans les vingt-quatre heures, plus souvent chez les enfants et chez l'adolescent qui se développent, ainsi que chez le convalescent épuisé par la maladie. L'habitude, la température ambiante, l'exercice ou le repos ont une grande influence sur le retour et sur l'intensité de la faim. Elle se manifeste communément par de la défaillance, des bâillements, une sensation vague, mais pénible dans la région de l'estomac, et, dans les cas extrêmes, par des vertiges, du trouble intellectuel, et par un délire qui ne tarde pas à devenir furieux. Quant à la soif, c'est à la bouche et dans la gorge qu'elle se fait sentir, d'autant plus impérieuse que la température élevée, des transpirations copieuses, des excrétions urinaires exagérées ou l'ingestion de substances épicées ou trop salées auront produit un plus grand dessèchement, une sorte d'aridité des membranes muqueuses. On calme cette irritation locale non-seulement en faisant usage de boissons fraîches et acidulées, mais encore à leur défaut, en introduisant de l'eau dans le sang par d'autres voies, par l'immersion notamment. Dans les conditions ordinaires, l'homme satisfait en même temps à ces deux impulsions instinctives, qui s'excitent et se suppléent mutuellement.

14. Toute matière qui, introduite dans l'appareil digestif d'un être vivant, peut servir à son entretien ou à son accroissement, est un *aliment*. L'*alimentation* doit pouvoir fournir à l'organisme tous les éléments qui font partie de nos tissus. Les substances animales et végétales dont l'homme se nourrit presque exclusivement, remplissent exactement cette condition, puis-

qu'elles renferment, outre leurs principes organiques, des matières minérales telles que le *sel marin*, le phosphate de chaux, du soufre, du fer, etc, matières insuffisantes à l'entretien de la vie, mais exerçant une grande influence sur la digestion. Le sel (*chlorure de sodium*) est particulièrement utile en favorisant la sécrétion des sucs digestifs, en réveillant la sensation de la soif, et en excitant à l'usage des boissons. Les substances organiques elles-mêmes, pour être propres à la nutrition, doivent être solubles dans les sucs digestifs ; celles qui ne le sont pas sont rejetées sans avoir subi d'altération. La cuisson a pour effet d'augmenter la solubilité de certains aliments.

15. La nourriture animale de l'homme se compose de viandes de boucherie, de volaille, de gibier, de poissons et de crustacés, de lait, d'œufs, de graisse, de beurre et de miel, toutes substances de composition complexe. Les chairs les plus nutritives sont celles du bœuf, du poulet, du porc, du mouton et du veau. Si toutefois on tient compte de la graisse, l'ordre est différent : porc, bœuf, mouton, poulet, veau. Cha-

cun sait que les viandes bouillies conservent infiniment moins de leurs principes alibiles que les viandes grillées ou rôties. Les viandes et le poisson fournissent principalement de l'eau, de la fibrine sous forme de fibres charnues, de la gélatine et de l'albumine, éléments riches en *azote*. Dans l'œuf, l'albumine, le blanc, entre pour les deux-tiers dans le poids total, et le jaune qui contient aussi de l'azote, pour l'autre tiers. Le lait se compose d'eau pour les huit ou neuf dixièmes, de caséine, matière azotée, de beurre, de sucre de lait et de quelques sels.

16. Parmi les aliments d'origine végétale, les plus usités sont les substances farineuses, telles que céréales, pommes de terre, haricots, pois, lentilles, châtaignes, riz; les herbacés et les fruits. Les farines de blé, de seigle, d'orge et d'avoine sont les plus riches en éléments nutritifs, notamment en *gluten* en qui réside la majeure partie de leurs principes azotés. Toutes contiennent plus de la moitié de leur poids de *fécule* ou *amidon;* soixante pour cent, celle de froment. Le pain, base de la nourriture des peuples occidentaux, est ou doit être exclu-

sivement fabriqué avec une ou plusieurs de ces farines. On y introduit frauduleusement de la fécule de pomme de terre, principe non nuisible en lui-même il est vrai, mais qui diminuant la proportion du gluten, rend ainsi le pain moins nourrissant. L'eau ne doit y être employée qu'à raison de la moitié du poids de la farine. Le couscoussou d'Algérie n'est autre que du blé décortiqué, concassé et desséché.

Les fèves, les haricots, les pois et les lentilles contiennent vingt-cinq pour cent de matières azotées, tandis que le riz n'en contient que quinze pour cent, la pomme de terre moins de deux pour cent, le maïs moins encore.

La composition des légumes herbacés est variable; on y trouve encore quelques principes azotés. Quant aux fruits, il n'y faut chercher que de l'eau, du sucre et des acides.

17. En définitive, les substances alimentaires, quelle qu'en soit l'origine, se résument en principes immédiats, les uns azotés, albumine, fibrine, caséine et gélatine animales ; fibrine végétale ou gluten, albumine et caséine végétales, etc. ; les autres non azotés, graisse, beurre,

sucre animal et miel, d'un côté; de l'autre, gomme, pectine ou gélatine des fruits, sucre, huile de graines, et surtout *fécule* ou *amidon*, substance alimentaire la plus répandue dans les végétaux et qui, non soluble en sa forme, le devient aisément en se transformant par la fermentation en *dextrine* puis en *glycose*.

18. *L'eau* contenue en grande proportion dans les aliments de l'homme ne peut cependant suffire à ses besoins, à la dépense qu'il en fait incessamment. Force est donc de recourir aux *boissons* dont l'eau fait encore la base : eaux de rivière, de source, de puits, de citerne ou de pluie; vin pur ou mélangé; bière, cidre, thé, café, chocolat, bouillon, etc. L'eau doit être aérée, fraîche et limpide, sans odeur, sans saveur, se prêtant bien à dissoudre le savon et à cuire les légumes secs. Lorsqu'elle ne remplit pas cette dernière condition, c'est parce qu'elle contient plus de sels qu'il ne convient; elle est alors crue et moins agréable au goût, mais sans cesser d'être potable, tant que les matières salines ne dépassent pas la proportion de cinquante grammes pour cent litres d'eau.

19. L'homme peut vivre de tous les régimes, quoiqu'il soit, par la nature de ses dents et par la conformation de ses organes digestifs, évidemment destiné au régime mixte. L'essentiel est que sa nourriture, animale ou végétale, comprenne à la fois des principes immédiats azotés et non azotés. Les animaux nourris exclusivement des uns ou des autres ne tardent pas à succomber. Si la substance alimentaire est peu riche en azote, comme le riz et la pomme de terre, il faut pour vivre en consommer d'énormes quantités. La variété dans l'alimentation n'est pas moins nécessaire à la nutrition qu'à l'agrément; la bouche et l'estomac se dégoûtent promptement des meilleures choses, lorsque l'usage en est trop soutenu. L'art culinaire pourvoit à toutes ces indications, soit en associant entre eux les aliments et les complétant les uns par les autres; soit en y ajoutant des condiments propres à en rendre le goût plus agréable et la digestion plus facile.

20. L'appareil digestif comprend des organes aussi divers que nombreux, dont les uns agissent mécaniquement, tandis que les autres

exercent de véritables transformations chimiques. On peut se le représenter comme un long canal contourné sur lui-même, large en certains points, rétréci sur d'autres, tapissé dans toute sa longueur d'une membrane muqueuse avec laquelle les aliments sont en contact, et que recouvre un double plan musculaire destiné à mêler et à faire cheminer les matières contenues dans sa cavité. On y distingue la bouche et l'arrière-bouche ou pharynx, l'œsophage, l'estomac, l'intestin grêle et le gros intestin que termine l'anus. La muqueuse digestive est constamment humectée par des liquides sécrétés ou par elle-même et ses *follicules*, ou par des organes glanduleux, *parenchymateux*, tels que les glande salivaires, le foie et le pancréas. Ceux des organes digestifs qui sont logés dans la cavité abdominale sont recouverts plus ou moins complétement d'une membrane séreuse appelée *péritoine*, dont le triple rôle consiste à maintenir leurs rapports respectifs, à favoriser leurs variations de volume, et à faciliter leurs frottements réciproques.

21. La *bouche* est formée par les lèvres, la

voûte et le voile du palais, les joues, la langue et les deux mâchoires, dont l'inférieure est seule mobile. Les mâchoires sont armées de trente-deux dents, petits os très-durs, qui présentent chacun deux parties distinctes : la couronne recouverte d'un émail solide, et la racine enfoncée dans une petite cavité nommée *alvéole*. En haut et en bas, les quatre dents du milieu, aplaties et tranchantes, sont appelées *incisives*. Celles qui viennent après, les *canines* ou *lanières*, se terminent en une pointe qui les rend très-propres à déchirer; les autres, destinées à broyer, et qu'on appelle *molaires*, sont de forme cubique ; elles ont deux ou trois racines, tandis que les canines et les incisives n'en ont qu'une. Les surfaces dentaires sont garnies d'éminences et d'enfoncements qui se correspondent aux points de rencontre, et qui doublent la puissance des dents. Chacun de ces petits os est creusé d'un canal qui reçoit un filet nerveux très-sensible à la température des substances introduites dans la bouche, surtout lorsqu'il est mis à nu par la *carie*.

22. La cavité buccale est limitée en arrière par le *voile du palais*, sorte de soupape attachée

au bord postérieur de la voûte palatine, et terminée par le bas en un prolongement connu sous le nom de *luette*. A droite et à gauche, des muscles destinés à mouvoir et à tendre ce rideau, forment sous la membrane muqueuse qui les recouvre, deux saillies verticales nommées *piliers du voile du palais*, entre lesquelles est logée l'*amygdale*. L'ouverture de ce voile s'appelle *isthme du gosier*.

Derrière, se développe la cavité du *pharynx* où s'ouvrent en haut les orifices postérieurs des *fosses nasales*; en dehors et de chaque côté, le *canal d'Eustache* communiquant avec l'oreille moyenne; en bas, le *larynx* qui donne accès à l'air employé dans la respiration, et l'*œsophage* qui transmet à l'estomac les aliments et les boissons. Mais comme le premier de ces conduits est placé au-devant de l'autre, les substances alimentaires ne manqueraient pas de s'y précipiter, si l'entrée n'en était pas défendue par l'*épiglotte*, sorte de pont-levis qui s'abat sur la *glotte*, et fait passer directement solides et liquides de la base de la langue dans l'œsophage. On sait quelles secousses de toux convulsive provoque l'introduction dans le canal aérien du moindre corps étranger. La mobilité, la précision des mouvements de l'épiglotte, permettent bien rarement la déviation de corps assez volumineux pour produire la suffocation.

L'œsophage fait ainsi suite au pharynx; puis, descendant le long des vertèbres, il traverse de haut en bas le *thorax*, pénètre dans *l'abdomen* au travers du *diaphragme*, et s'abouche avec l'un des deux orifices de l'estomac. Sa forme est celle d'un canal cylindrique, légèrement comprimé d'avant en arrière, extensible et formé, comme toutes les parois du tube digestif, de deux couches, l'intérieure de nature muqueuse, l'extérieure musculeuse, et susceptible de contractions indépendantes de la volonté.

23. *L'estomac* est logé dans *l'abdomen*, cavité située au-dessous de la poitrine dont elle est séparée par le *diaphragme*, muscle large et voûté, s'attachant aux fausses côtes, et pouvant, lorsqu'il se contracte, exercer une puissante pression sur les organes placés au dessous de lui. Ce sont aussi des muscles qui, en avant et sur les côtés, forment les parois abdominales, disposi-

tion d'où résultent des variations considérables dans les dimensions de cette cavité d'ailleurs plus spacieuse qu'aucune autre du corps.

La partie inférieure de l'abdomen prend le nom de *bassin ;* elle doit sa conformation à des os immobiles qui supportent en grande partie le poids des viscères, et fournissent insertion aux muscles abdominaux. Pour donner plus de précision au langage médical, on a divisé le ventre en plusieurs régions : la plus rapprochée de la poitrine est la *région épigastrique* dont le centre est spécialement désigné sous le nom d'*épigastre*, et les parties latérales sous celui d'*hypocondres*. La région inférieure est dite : *hypogastrique*, l'*hypogastre* en occupant le centre, et les *régions iliaques* en formant les côtés. Enfin, on appelle *région ombilicale* celle du milieu dont le centre est occupé par l'*ombilic*, le nombril, tandis que les subdivisions latérales constituent *les flancs*.

24. C'est la partie supérieure de l'abdomen qu'occupe l'*estomac ;* cet organe correspond précisément à l'épigastre et à l'hypocondre gauche, ayant au-dessus de lui le diaphragme, à

gauche et en arrière la rate, et à droite et en bas le foie. Au reste ses rapports de voisinage varient suivant son volume, plus grand chez les personnes qui mangent beaucoup ; et selon qu'il est vide ou distendu par les aliments. Ce réservoir musculo-membraneux a la forme d'un conoïde recourbé sur lui-même, et dont la partie la plus ample est située à gauche. On l'a comparé quelquefois à une cornemuse, Il se rétrécit considérablement à ses extrémités où ses orifices, dirigés en arrière et en haut, s'abouchent l'un, celui de gauche ou d'entrée, avec l'œsophage, et celui de droite ou de sortie avec l'intestin duodénum. On donne au premier les noms de *cardia,* d'*orifice cardiaque* ou *œsophagien;* à l'autre, ceux de *pylore* ou d'*orifice intestinal.* Le pylore situé dans l'épigastre, au sommet du cône formé par l'estomac, se termine brusquement par un rétrécissement circulaire habituellement fermé par une valvule ou repli de la membrane muqueuse, contenant quelques fibres musculaires.

25. Ici commence le *canal intestinal* proprement dit, lequel décrit dans l'abdomen un grand

3.

nombre de contours. On en évalue la longueur

APPAREIL DIGESTIF.

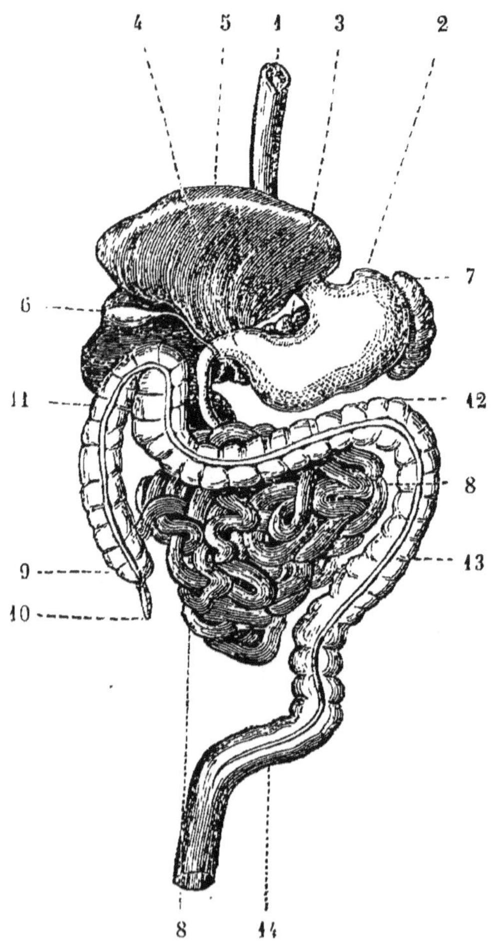

1. L'œsophage.	3. L'orifice cardiaque.
2. L'estomac.	4. L'orifice pylorique.

5. Le foie relevé pour laisser voir les parties situées au-dessous.
6. La vésicule biliaire.
7. La rate.
8. L'intestin grêle.

9. Le cœcum.
10. L'appendice cœcal.
11. Le colon ascendant.
12. Le colon transverse.
13. Le colon descendant.
14. L'S iliaque et le rectum.

à cinq ou six fois celle du corps, ou dix à douze fois celle du tronc. En raison des différences qu'il présente dans son volume, dans sa figure et dans ses fonctions, on le divise en *intestin grêle* et en *gros intestin*. L'intestin grêle qui forme à lui seul les quatre cinquièmes de la longueur totale du tube digestif, est un long cylindre un peu évasé en commençant, légèrement rétréci vers sa terminaison, occupant la région ombilicale et l'hypogastre, garni intérieurement de replis circulaires nommés *valvules conniventes*, et subdivisé lui-même en deux parties, la première fixe, large, extensible, appelée *duodénum;* l'autre mobile, plus étroite, appelée *jéjunum et iléon*. L'intestin grêle est maintenu en place par le *mésentère*, repli du péritoine plus large en certains points, plus étroit dans d'autres. Au devant, s'étend un autre repli péritonéal, *l'épiploon*, connu sous le nom de *toi-*

lette dans une espèce animale qu'on regarde comme ayant avec l'espèce humaine de grands rapports anatomiques.

26. Parvenu dans la *fosse iliaque droite*, le canal intestinal change d'aspect ; la portion grêle semble s'insérer obliquement dans le gros intestin où se trouve une valvule destinée à prévenir le reflux des matières : on l'appelle *valvule de Bauhin, valvule iléo-cœcale*, et, en style familier, la barrière des apothicaires. A quelques centimètres plus bas s'ouvre une sorte de cul-de-sac terminé par un appendice étroit, c'est le *cœcum;* puis, l'intestin qui prend alors le nom de *colon* monte le long des vertèbres lombaires jusqu'au dessous et en arrière du foie, d'où il se porte en travers, en passant au-dessous de l'estomac et de la rate, pour redescendre au-devant de la région lombaire gauche, jusqu'à la *fosse iliaque* de ce côté où il se contourne en *S*. Là commence le *rectum* qui va se terminer à l'*anus*, après avoir parcouru le bassin de haut en bas devant le *sacrum* et le *coccyx*. Cette dernière section du conduit alimentaire, plus fixe et du double plus large que l'intestin

grêle, en diffère encore par des bosselures qui correspondent à des cellules intérieures quelquefois très-profondes.

27. La *préhension* des aliments est le premier acte du mécanisme de la digestion ; elle est fort simple en ce qui concerne les substances solides que la main porte à la bouche, et qui, si leur volume l'exige, sont divisées préalablement, soit à l'aide des mains, soit avec le concours simultané des dents qui retiennent l'objet, et du membre supérieur qui le tire en sens contraire. Dans la préhension des liquides, la pression atmosphérique intervient presque toujours. Voyons d'abord l'enfant qui tette : après avoir entouré le mamelon de ses lèvres serrées, il fait le vide dans sa bouche où le lait afflue, chassé par la pression qu'exerce l'atmosphère sur le sein de la nourrice. Deux conditions sont ici nécessaires : il faut, d'une part, que le voile du palais, appliqué sur la base de la langue, ferme la cavité buccale en arrière, et, d'autre part, que l'enfant puisse respirer par les voies nasales. Quand l'homme boit à l'aide d'un verre, ou bien les choses se passent de la même façon, les

lèvres complétement baignées par le liquide permettant d'opérer le vide; ou, si les lèvres ne plongent pas exactement dans la boisson, celle-ci est humée, entraînée par un courant d'air d'autant plus puissant que l'ouverture des lèvres est plus étroite. Le mouvement d'aspiration doit être assez modéré pour que le liquide s'arrête dans la bouche en vertu de son poids; faute de quoi, il serait introduit jusque dans le larynx, où l'air seul peut pénétrer impunément. Le bruit que l'on fait en humant, en mangeant le potage, résulte du mélange de l'air et du liquide attirés ensemble à l'intérieur. Lorsque l'on boit à la régalade, c'est-à-dire en versant le liquide dans la bouche largement ouverte, le voile du palais ferme en arrière cette cavité, jusqu'au moment de la déglutition.

28. On appelle *mastication* l'acte par lequel les aliments sont divisés, et préparés à leur introduction dans l'œsophage, ainsi qu'à l'action chimique des liquides digestifs. Ce sont les dents qui opèrent ce broyement préalable auquel contribuent les lèvres, les joues, le palais et la langue, en plaçant et ramenant sans cesse entre les

arcades dentaires les parcelles alimentaires éparses dans les diverses parties de la bouche, et en les rassemblant, après un apprêt suffisant, en une masse arrondie et molle disposée à la *déglutition*. Des muscles puissants meuvent la mâchoire inférieure, surtout dans le sens de l'élévation. Aussi pouvons-nous avec nos dents serrées les unes contre les autres, briser des corps très-résistants, et soulever de lourds fardeaux. Les mouvements de la mâchoire sont subordonnés à l'influence des nerfs et des centres nerveux.

29. Divisés par la mastication, humectés par la *salive* affluant dans la bouche, réduits en une pâte demi-liquide et réunis sous forme de bol ou de boulette, les aliments sont pressés d'avant en arrière entre la langue et la voûte du palais, et portés dans le pharynx qui semble venir à leur rencontre. En même temps, le voile du palais se tend de manière à défendre l'entrée profonde des cavités nasales, pendant que l'épiglotte, se renversant en arrière par un mouvement de bascule, couvre l'ouverture du larynx, et permet au *bol alimentaire* d'arriver directement à l'œso-

phage. Tous ces mouvements, si complexes et si précis, s'opèrent avec une extrême célérité, et, sauf en ce qui concerne le premier temps, sans intervention de la volonté. Leur accomplissement exige l'occlusion de la bouche et l'intégrité de toutes les parties qui y concourent. Lorsque la langue fait défaut, on est obligé de pousser le bol alimentaire avec le doigt jusqu'à l'isthme du gosier, où les mouvements involontaires du pharynx s'en emparent. Si, par vice de conformation ou par suite de maladie, la voûte palatine est perforée, les aliments, pressés par la langue, passent dans les voies nasales. On remédie à cet inconvénient par l'application d'un *obturateur*. Même incommodité résulterait de l'absence ou de la paralysie du voile du palais. Quant à la destruction et à l'inertie de l'épiglotte, elles rendraient la déglutition fort pénible, à moins que les lèvres de la glotte n'apprissent à se rapprocher exactement et à propos; faute de quoi, la seule ressource consisterait dans l'introduction directe des aliments dans l'estomac, au moyen d'une sonde œsophagienne.

On appelle *péristaltique* le mouvement en vertu duquel les substances alimentaires cheminent de haut en bas, le long du tube intestinal ; *anti-péristaltique* le mouvement en sens inverse. Les fibres musculaires qui entrent dans la composition des parois de ce conduit sont les agents de ces mouvements indépendants de la volonté. C'est ainsi que le bol alimentaire parcourt son trajet dans l'œsophage, les lois de la pesanteur y ayant peu de part, ce que démontre péremptoirement l'expérience de l'homme buvant et mangeant la tête en bas.

Tel est le mécanisme compliqué du transport des aliments de la bouche dans l'estomac ; tels sont les phénomènes dont l'ensemble prend le nom de *déglutition*. Sur tout son parcours, le bol alimentaire rencontre des fluides qui facilitent sa marche, et qui sont sécrétés par divers corps glanduleux dont les plus remarquables sont les *amygdales* et les *parotides*, celles-ci placées au-dessous des oreilles, derrière les branches de la mâchoire inférieure ; celles-là, situées dans l'arrière-bouche, entre les piliers du voile du palais où on les voit plus ou moins saillantes chez les personnes sujettes aux maux de gorge. L'inflammation des glandes parotides constitue la maladie connue sous le nom d'*oreillons*.

30. Tout le monde connaît les sensations que produit l'introduction des aliments dans l'estomac. C'est d'abord l'agréable sentiment d'un besoin satisfait; on devient fort, joyeux, dispos. Puis, si l'ingestion continue, on ressent bientôt une plénitude, une oppression due à la distension de l'estomac et à la compression des organes contenus dans la poitrine et dans l'abdomen. Enfin, si malgré ces avertissements on ne cesse de manger ou de boire, il survient un dégoût invincible, accompagné de nausées et de vomissement; c'est que, une fois arrivés dans l'estomac, les aliments y séjournent et s'y accumulent par suite de l'occlusion naturelle de l'*orifice pylorique*. De son côté, l'*orifice cardiaque*, se fermant aussi dès que l'ingestion a cessé, la masse alimentaire se trouve comprimée et pétrie en quelque sorte par les mouvements lents et continus des parois de l'estomac. Elle ne peut donc refluer dans l'état normal, malgré la pression quelquefois énergique occasionnée par cer-

tains exercices du corps, par le rire, par la toux, survenant après le repas. Cependant si le réservoir digestif trop distendu se trouve incapable d'opérer son travail, s'il est mis en contact avec des substances qui lui sont antipathiques, non-seulement il cherche à s'exonérer par ses propres efforts, mais encore il fait appel aux contractions simultanées du diaphragme et des muscles abdominaux qui, le comprimant en sens opposés, tendent à chasser par ses orifices les matières qu'il contient ; et comme le pylore est plus résistant que le cardia, celui-ci s'ouvre et le *vomissement* a lieu.

31. Ce phénomène peut se produire, alors même que l'estomac est libre de tout embarras : dans la grossesse, dans le balancement imprimé par la voiture ou la navigation ; dans la migraine ; sous l'influence du dégoût, d'une impression morale, d'une commotion, d'une syncope, de la fumée du tabac, etc., toutes causes qui n'entraînent à leur suite les contractions spasmodiques du vomissement, que par l'action qu'elles exercent préalablement sur le système nerveux. L'émétique lui-même ne produit d'ef-

fet qu'après avoir pénétré dans le sang, et s'être ainsi mis en rapport avec les centres nerveux ; peu importe la voie par laquelle il pénètre dans la circulation, pourvu qu'il y soit introduit par l'absorption. En résumé, le vomissement est provoqué tantôt par une souffrance directe de l'estomac ; tantôt par des circonstances étrangères à cet organe : dans ce dernier cas il est dit *sympathique*.

La *régurgitation*, sorte de rumination anormale, s'opère par le même mécanisme, mais avec moins d'efforts, et, chez certaines personnes, par le fait seul de la volonté. Ce retour est surtout facile quand l'estomac est surchargé de liquides.

Lorsque des gaz, produit d'une digestion pénible, se sont accumulés dans les voies gastriques, ils occasionnent une gêne qu'on fait cesser en se prêtant à l'*éructation*. Le bruit qui se fait entendre alors est le résultat des vibrations imprimées à l'extrémité supérieure de l'œsophage par le brusque passage de ces gaz, lesquels sont d'ailleurs mêlés souvent de vapeurs aigres, ou rappelant l'odeur des aliments ingérés.

32. Après un assez long séjour dans l'estomac, la masse alimentaire, déjà sensiblement modifiée par la digestion stomacale, s'introduit petit à petit, au travers du pylore entr'ouvert, dans le duodénum où elle se mélange avec la bile et le fluide pancréatique. Puis, parcourant tout le reste de l'intestin grêle, elle franchit la valvule de Bauhin, et se jette dans le gros intestin. Arrivées là, celles des matières qui n'ont point été absorbées durant ce long parcours, remontent à droite dans la portion ascendante du colon, s'engagent successivement dans le colon transverse, dans le colon descendant, et dans l'S iliaque, puis s'accumulent dans le rectum, d'où elles ne sont expulsées qu'à des intervalles ordinairement assez éloignés.

33. L'acte par lequel est rejeté le résidu de la digestion est la *défécation*. L'habitude et la volonté, la quantité d'aliments pris, la consistance des matières, influent beaucoup sur la reproduction de cet acte, qui s'accomplit en moyenne toutes les vingt-quatre heures. On y est sollicité par une sensation de plénitude et de pesanteur dont le point de départ est dans la

sensibilité de la muqueuse qui tapisse le rectum, puisqu'il suffit pour l'exciter, de l'introduction dans l'anus d'un corps étranger quelconque. C'est ainsi qu'on voit les nourrices provoquer des garderobes chez les enfants confiés à leurs soins, rien qu'en leur insinuant une queue d'oseille ou le bout d'une canule. Si l'on résiste au besoin d'exonération qui se fait sentir, ou ce besoin cesse pour un certain temps, ou bien au contraire il s'accroît et commande si impérieusement, qu'il y faut obéir, ou s'attendre à une évacuation forcée, involontaire.

Le rectum pouvant se prêter à une dilatation considérable, ce ne sont pas ses contractions qui vaincraient seules la résistance des *sphincters*, anneaux musculeux placés à l'extrémité du tube intestinal pour en fermer habituellement l'issue. Il faut ici, comme dans l'acte du vomissement, le concours des muscles abdominaux et du diaphragme qui, comprimant dans un même sens les organes situés dans le ventre, chassent tout à la fois et les urines et les matières fécales et les gaz qui les accompagnent. La volonté soutient les efforts des muscles dont elle fait, dans certaines limites, prédominer la puissance, tantôt pour aider aux évacuations, tantôt pour les prévenir ou les retarder.

34. Le mécanisme de la digestion est le même pour les solides et pour les liquides. Les aliments ne tardent pas d'ailleurs à devenir au moins demi-liquides, grâce à leur mélange avec les boissons et avec les sucs intestinaux. Quant aux liquides aqueux pris à jeun, leur séjour dans l'estomac est de très-courte durée; ils parcourent promptement toute l'étendue de l'intestin, à la surface duquel ils sont absorbés sans avoir subi aucune modification.

35. Les substances alimentaires ne peuvent traverser les minces parois des vaisseaux absorbants répandus le long des circonvolutions intestinales, et de là pénétrer dans le torrent de la circulation, qu'autant qu'elles sont solubles naturellement, ou qu'elles sont rendues telles par l'action chimique des sucs digestifs. L'eau, les boissons fermentées, alcooliques, acides ou alcalines que nous prenons en mangeant, contribuent pour une bonne part à ce résultat, qu'assurent et complètent les fluides

successivement mêlés à nos aliments. Celui qui les humecte le premier est la *salive* qui, pendant l'acte de la mastication, les ramollit et les lie en un bol pâteux dont la déglutition devient ainsi facile. Ce liquide possède une action dissolvante due à l'eau qui entre en grande quantité dans sa composition; et de plus, à l'aide d'une sorte de ferment qu'il contient, il contribue à métamorphoser la fécule en glycose, conversion qui la rend soluble, et par conséquent absorbable. La salive, produit de plusieurs glandes qui viennent verser leurs sécrétions dans la bouche, est essentiellement alcaline; on la trouve pourtant quelquefois acide le matin à jeun. Or, cette acidité étant regardée comme la cause principale de la *carie* des dents, on s'applique à la neutraliser par l'usage des dentifrices alcalins.

36. La présence des aliments dans l'estomac y fait affluer en abondance le *suc gastrique*, liquide entièrement analogue à la présure que l'on extrait de la caillette des veaux composé d'eau, d'acide lactique et d'une substance organique appelée *pepsine*, et sécrété par une mul-

titude de petites glandes contenues dans l'épaisseur de la membrane muqueuse. Limpide, incolore, légèrement salé, constamment acide à l'opposé de la salive, le suc gastrique ne tarde pas à convertir les substances alimentaires en une bouillie plus ou moins claire qu'on nomme *chyme,* qui se compose en général d'une grande quantité d'amidon encore insoluble, de la portion de dextrine déjà transformée par la salive en glycose; de corps gras, d'huiles, de gomme, de sucre et de diverses autres substances réfractaires au suc gastrique, enfin d'un produit dit *albuminoïde* ou *albuminose,* résultant de l'action de ce suc sur les corps albumineux, la fibrine, le gluten, l'albumine et la caséine, dissous et métamorphosés. On trouve encore dans le chyme toutes les substances qui résistent absolument à la digestion, grains de fécule non broyés, fibre végétale, enveloppes de raisins, de pois, de haricots, de pommes, fragments de tendons et autres matières qui seront expulsées sans avoir été nullement attaquées. En réalité, l'estomac, disons mieux le suc gastrique, n'opère que sur certains principes alimentaires, les autres ne devant trouver leurs agents de transformation que dans l'intestin.

37. La digestion stomacale s'accomplit dans l'espace de trois ou quatre heures quand la nourriture est prise en quantité modérée; dans le cas contraire, elle peut exiger le double de ce temps. Ici d'ailleurs les dispositions individuelles, l'âge et les circonstances de la vie exercent une influence notable. Les travaux de cabinet, les habitudes sédentaires, le sommeil, retardent le travail de l'estomac qui peut même être entravé tout à fait par un exercice exagéré, par des secousses violentes et par des émotions vives.

Il serait très-difficile de déterminer l'ordre suivant lequel nos aliments se prêtent à la digestion. Les uns, par cela même qu'ils sont susceptibles d'être convertis en chyme par le suc gastrique, restent plus longtemps dans l'estomac, ce sont : le poisson, la volaille, les viandes rôties, puis les viandes bouillies et frites, dont la transformation se fait en deux heures et demie, trois heures, trois heures et demie et quatre heures. Les autres, les végé-

taux, arrivent plus tôt dans l'intestin, mais sans
avoir encore subi de modification. Les truffes
et les champignons tiennent le premier rang
parmi les aliments indigestes; les substances
végétales sont d'ailleurs les plus chargées de
matières réfractaires, et, somme toute, elles
sont moins digestibles que les substances animales. Les graisses, les huiles, ainsi que les
aliments qui en contiennent comme les olives,
les amandes, les noix, pris en grande quantité,
sont éminemment indigestes, tant à cause de
leur séjour prolongé dans l'estomac où cependant ils ne sont nullement attaqués, que parce
que leur absorption dans l'intestin est très-lente
et souvent incomplète. Quant aux boissons,
nous savons déjà qu'elles n'ont pas besoin de
préparation pour être absorbables, et qu'elles
sont absorbées dans toutes les sections du tube
alimentaire. En définitive, la part de l'estomac
dans la digestion consiste presque uniquement
à dissoudre les *matières albuminoïdes* dont la
majeure partie est d'origine animale; puis à les
transmettre ainsi préparées à l'intestin, en com-
pagnie des substances féculentes incomplète-

ment attaquées par la salive, et des corps gras intacts jusque-là.

38. C'est par portions successives que le chyme, diminué déjà par l'absorption d'une partie de ses principes assimilables, arrive dans le duodénum où il se trouve immédiatement en contact avec de nouveaux agents de dissolution. Le plus actif est le liquide fourni par un corps glanduleux appelé *pancréas*, ayant beaucoup d'analogie avec les glandes salivaires, placé transversalement dans un repli du duodénum, au-devant de la colonne vertébrale. Le *suc pancréatique* est alcalin comme la bile et le suc intestinal, de sorte que les substances alimentaires, dans leur parcours, sont tour à tour soumises à des réactions alcalines dans la bouche, acides dans l'estomac, alcalines dans l'intestin. Les corps gras que ni l'eau, ni la salive, ni le suc gastrique n'ont en rien modifiés, sont instantanément transformés par le suc pancréatique en une émulsion, où leurs éléments sont réduits à un état d'extrême division qui les rend très-propres à être absorbés. Quant aux aliments féculents et aux aliments albuminoï-

des, ils continuent dans l'intestin grêle les transformations commencées précédemment. Les premiers, dont une portion seulement avait été métamorphosée par la salive en dextrine d'abord, puis en glycose, subissent presque en totalité cette double modification sous l'influence du fluide pancréatique, lequel exerce en même temps et très-rapidement son action dissolvante sur les substances albuminoïdes.

39. Le rôle de la *bile* est infiniment plus restreint; il consiste uniquement à émulsionner les corps gras, et à convertir la glycose des féculents en acide lactique. On sait que la bile de bœuf est employée au dégraissage des étoffes. Ce liquide est produit par le *foie*, viscère très-volumineux, de nature glanduleuse, occupant la région supérieure droite de l'abdomen, caché sous les fausses côtes, et reposant sur la face supérieure de l'estomac. Son tissu est très-dense, très-pesant, facile à déchirer, et de couleur brun-rougeâtre. La bile, au fur et à mesure de sa formation, s'écoule en partie dans le duodénum où elle arrive goutte à goutte en tout temps, tandis qu'une autre portion va s'accu-

4.

muler dans la *vésicule du fiel* d'où elle est versée à son tour dans l'intestin, dès que les aliments sont parvenus dans l'estomac. Lorsque les conduits biliaires sont oblitérés pas un *calcul,* ou que, par une cause quelconque morale ou physique, la bile est retenue dans la vésicule et dans le foie, ce liquide, résorbé par les veines, est porté dans la circulation générale et transmis avec le sang à tous nos tissus. La peau, la conjonctive oculaire se teignent en jaune, et les urines prennent une couleur de brique due à la présence de la bile. Il y a là jaunisse ou *ictère,* symptôme d'une maladie du foie. Les *coliques hépatiques* sont dues à la même cause.

40. Sur toute son étendue la muqueuse intestinale est humectée par une sécrétion qui prend une certaine part aux diverses opérations de chimie vivante grâce auxquelles nos aliments deviennent assimilables. Toutefois quand ceux-ci s'engagent dans le gros intestin, ils sont dépouillés déjà de la majeure partie de leurs produits utiles absorbés sous forme liquide le long de l'intestin grêle. Aussi le résidu de la digestion prend-il, au fur et à mesure qu'il descend,

une consistance de plus en plus ferme, à moins qu'il ne se trouve inondé par une sécrétion intestinale exagérée, ainsi qu'il arrive dans la *diarrhée,* ou sous l'influence des purgatifs. En même temps, les matières non absorbées s'imprègnent d'une odeur particulière, plus prononcée après l'usage d'aliments de nature animale, aggravée par l'hydrogène sulfuré qui se dégage pendant les mauvaises digestions.

41. La première nourriture de l'homme est ou doit être le lait maternel, substance alimentaire merveilleusement adaptée à la délicatesse des organes de l'enfant, et qu'il est fort difficile de remplacer avantageusement chez le nouveau-né. La conformation de la bouche et l'absence de dents sont très-favorables à la succion, ce dont s'aperçoit la nourrice lorsque, vers l'âge de huit mois, sortent les deux *incisives* médianes à la mâchoire inférieure, suivies, un ou deux mois après, des quatres incisives supérieures. C'est vers un an que paraissent les quatre petites *molaires* et les deux incisives qui manquent en bas ; puis, de dix-sept à vingt mois, les quatre *canines*. Enfin, après un repos de six à huit

mois, la première dentition se complète par l'issue des quatre dernières molaires. Long-temps avant cette époque, l'enfant peut recevoir une alimentation venant en aide à l'allaitement ou qui le remplace tout à fait. Ce sont d'abord de légers potages, des bouillies claires, du pain détrempé ; puis des œufs, quelques légumes, un peu de poisson, de volaille, etc. Autant que les circonstances le permettent, on choisit pour opérer le *sevrage* le moment où la dentition subit un temps d'arrêt, après la sixième, la douzième et la seizième dents. Si les organes di-gestifs ont été graduellement familiarisés avec les aliments convenables, le changement de ré-gime est à peine sensible, aucun trouble ne survient. Mais trop souvent on voit le sevrage ou le travail de la dentition devenir l'occasion d'accidents plus ou moins graves : les digestions se font mal, principalement en ce qui concerne l'intestin ; la diarrhée, que fort à tort on consi-dère en ce cas comme chose naturelle, entraîne au dehors les éléments nutritifs, et c'est ainsi que périt un certain nombre d'enfants, surtout parmi ceux qu'on envoie en nourrice.

42. De cinq à six ans, quatre nouvelles dents apparaissent, et, bientôt après, les *dents de lait*, tombant dans l'ordre de leur sortie des mâchoires, sont remplacées successivement par les dents définitives, dont le nombre, à douze ans, est de vingt-huit, et se trouve vers vingt ans porté à trente-deux par l'apparition des *dents de sagesse*. Quelque durs et résistants que soient ces petits os si précieux, ils ne tardent pas, chez la plupart des hommes, à se détériorer, à se carier, ce qu'on peut attribuer en grande partie, aux variations brusques de température qu'ils ont à supporter, en raison de la succession immédiate et fréquente des aliments et des boissons dont nous faisons usage. En outre, le contact réitéré des dents entre elles et avec des corps durs les use et les ébranle, de telle sorte que peu de vieillards conservent leurs mâchoires utilement garnies.

43. De même que toutes les fonctions vitales, la digestion est plus active dans la première moitié de l'existence qu'elle ne le sera par la suite. L'enfant réclame quatre repas par jour, et produit un nombre de garderobes pro-

portionnel ; on voit des adolescents doués d'un appétit presque insatiable. Mais lorsque l'homme a cessé de croître en tous sens, deux repas inégaux lui sont très-suffisants. Alors aussi la défécation n'a lieu généralement qu'une fois en vingt-quatre heures. Plus tard, les muscles ayant moins d'énergie, il survient de la constipation ; le gros intestin se laisse distendre démesurément, et les matières qui s'y accumulent prennent parfois une consistance telle que l'intervention du chirurgien est nécessaire pour en opérer l'extraction.

44. Des *vers* peuvent naître, se développer et se reproduire dans le tube intestinal. L'opinion la plus générale est que le germe de ces entozoaires est introduit dans l'économie avec les aliments. Ceux qui se rencontrent le plus communément chez l'homme, sont : 1° l'*ascaride lombricoïde*, long de quelques centimètres, cylindrique, se terminant en pointe à ses extrémités, ne différant du ver de terre que par sa couleur grisâtre. Il parcourt toute la longueur du canal digestif, et se présente même quelquefois jusqu'à la bouche ; il est peu dangereux. 2°

l'ascaride vermiculaire ou *oxyure*, semblable à un petit morceau de fil blanc, très-incommode à cause des démangeaisons qu'il occasionne aux environs de l'anus, d'où il ne s'éloigne guère que pour envahir la vulve chez les petites filles. 3° Le *tricocéphale*, long de trois à quatre centimètres, mince comme une épingle, et siégeant dans le gros intestin. Enfin les *tœnias*, connus sous le nom de vers solitaires, parce qu'on n'en trouve le plus souvent qu'un seul individu dans l'intestin grêle où il se tient presque exclusivement. Cette espèce est réellement redoutable, tant à cause des crochets cartilagineux dont elle est armée, que par les dimensions considérables qu'elle acquiert quelquefois. Le corps du tœnia, blanc, plat comme un ruban, composé d'articulations qui se rompent facilement, a d'autant moins de largeur qu'on l'examine plus près de la tête, laquelle est supportée par un cou filiforme. On vient assez difficilement à bout de ce ver qui persiste à vivre, quelque soit le nombre de ses anneaux expulsés, tant que la tête n'est pas rendue. Il est encore une sorte de vers, renflés en forme de vessies pleines d'un liquide aqueux, nommés en conséquence de cela *hydatides* ou *acéphalocystes*, et qu'on trouve logés en masse dans le tissu de la rate, dans celui du foie et jusque dans la cavité de l'utérus.

ABSORPTION

45. L'*absorption* est l'acte par lequel les êtres vivants pompent et font pénétrer dans le torrent circulatoire les substances liquides ou gazeuses en contact avec leurs tissus divers. Les agents chargés de cette importante fonction sont les extrémités des veines et celles des vaisseaux lymphatiques, qui aboutissent soit aux téguments ou enveloppes du corps, la peau et les membranes muqueuses, soit aux tissus profonds et aux cavités closes, membranes séreuses et articulaires. Aucune substance n'est admise à traverser les minces parois des vaisseaux absorbants si elle n'est soluble, c'est-à-dire susceptible de fondre, de se dissoudre dans un liquide, et de venir baigner, par l'*imbibition* des tissus, les racines de ces vaisseaux.

46. C'est ainsi que le produit fluide de la digestion est absorbé dans le tube digestif avec une activité qui varie dans les différentes régions qu'il traverse. Presque nulle dans la bouche et dans l'œsophage, l'absorption ne commence guère que dans l'estomac, où elle s'exerce d'abord sur l'eau et les sels solubles, sur les boissons qui n'ont à subir aucune préparation préalable; puis, sur les aliments albuminoïdes, au fur et à mesure de leur dissolution dans le suc gastrique. Elle s'étend, dans l'intestin grêle, aux féculents convertis en sucre, ainsi qu'aux produits secondaires qui se sont formés chemin faisant. Les sucs digestifs eux-mêmes, salive, sucs gastrique, intestinal, pancréatique, rentrent par absorption dans la circulation générale. Quant à la bile, elle est en partie absorbée, en partie rejetée avec le résidu de la digestion qu'elle colore en jaune. C'est dans cette section du conduit alimentaire que l'absorption acquiert son plus grand développement; cependant elle continue encore tout le long du gros intestin où elle recueille les matériaux qui lui ont échappé jusque-là. Elle est même assez

active dans le rectum pour que des lavements contenant des *substances vénéneuses* aient occasionné parfois de graves accidents et le plus grave de tous, la mort. Les boissons aqueuses, pénétrant à la fois par les deux voies ouvertes à l'absorption, veines et lymphatiques, s'introduisent rapidement dans la circulation et de là dans l'appareil urinaire.

47. Les vaisseaux absorbants ont cela de commun entre eux qu'ils ont les mêmes points de départ, et que tous viennent verser leur contenu dans le sang veineux. Sur le reste, ils constituent deux ordres très-distincts : les *veines* et les *lymphatiques*. Ceux-ci charrient la *lymphe*, liquide transparent, légèrement jaunâtre, se coagulant spontanément à cause de la fibrine qu'il contient, et dans lequel le microscope fait reconnaître, comme élément spécifique, des *globules* sphériques, tandis que les *globules* du sang ont la forme de disques aplatis.

La lymphe prend naissance dans le sein même des organes, et va définitivement se mêler au sang. En ce qui concerne les vaisseaux lymphatiques nés des villosités de l'intestin, et désignés particulièrement sous le nom de *chylifères*, il n'en est pas autrement tant que l'animal est tout à fait à jeun. Mais dès que commence l'absorption digestive et pendant toute sa durée, ce n'est plus de la lymphe proprement dite qui circule dans ces vaisseaux, c'est un liquide opaque, blanc, ressemblant à du lait, et qu'on nomme *chyle*. On y trouve, outre les éléments constitutifs de la lymphe, des globules essentiellement formés par les particules graisseuses provenant de la digestion et qui pénètrent dans l'économie par cette voie exclusivement. Le chyle contient aussi une grande partie des éléments nutritifs fournis soit par les féculents, soit par les albuminoïdes.

Les chylifères ont leur origine dans le centre de petits filaments répandus à l'intérieur de l'intestin, assez semblables au duvet du velours, comparables aux radicules des végétaux, et qui sont surtout très-nombreux à la surface interne du duodénum; on les appelle *villosités intestinales*. Formant bientôt des branches de plus en plus volumineuses, ces vaisseaux traversent les glandes ou *ganglions mésentériques*; après quoi,

réunis en un gros tronc nommé *canal thoraci-*
.que, ils vont déboucher dans la *sous-clavière*
gauche, large veine voisine du cœur. Des valvules sont disposées à l'intérieur de manière à
favoriser la progression du liquide et à en em-
pêcher le reflux. Le cours du chyle est d'ailleurs
assez lent, de même que son absorption qui peut
durer de six à huit heures, et qui s'opère à
peu près sans interruption d'un repas à l'autre.

48. C'est aussi des villosités de l'intestin que
naissent les veines préposées à l'absorption digestive. Elles consistent d'abord en un nombre
infini de petits réseaux sanguins entourant l'o-
rigine les chylifères avec lesquels ils n'ont
d'ailleurs aucune communication directe. On a
cru longtemps que ces vaisseaux présentaient à
leurs extrémités des orifices ou bouches absorbantes où les liquides s'introduisaient par une
sorte de succion, ou par la capillarité des tubes
vasculaires ; mais ces ouvertures supposées
n'existent réellement pas; le cercle circulatoire
est clos de toutes parts, et rien n'y peut pénétrer qu'en traversant les parois veineuses par
endosmose. On appelle ainsi la force en vertu de

laquelle deux liquides susceptibles de se mélanger, séparés par une membrane vivante ou morte , s'attirent réciproquement et par un double courant, plus fort dans un sens donné (endosmose) que dans le sens opposé (exosmose). En ce cas, la tension du sang et de la lymphe contenus dans les vaisseaux fait appel aux liquides dont sont imprégnées les surfaces absorbantes. Il y a donc, dans tout phénomène d'absorption, d'abord imbibition du tissu dans lequel s'épanouissent les absorbants; puis, endosmose au travers des parois des radicules veineuses et lymphatiques.

Les veines intestinales absorbent aisément les produits albuminoïdes, la glycose résultant de la digestion des féculents, l'eau, les sels et les boissons; mais elles ne sont pas sensiblement accessibles aux matières grasses, essentiellement réfractaires à l'endosmose, en raison de leur peu d'affinité pour le fluide sanguin. Par compensation, elles paraissent douées, à l'exclusion des chylifères, de la faculté d'absorber certaines substances non alimentaires telles que l'alcool, le musc, le camphre, les sels métalliques et autres médicaments et poisons qui passent facilement dans le sang, tandis qu'on les retrouve rarement dans le canal thoracique. Toutefois, les matériaux hétérogènes puisés ainsi par les veines dans le canal digestif, ne sont pas immédiatement versés dans le torrent de la grande circulation. Recueillis préalablement par la *veine porte,* système veineux tout particulier, ils sont d'abord dirigés vers le foie qu'ils traversent comme un filtre, et n'arrivent à la *veine cave inférieure* que après s'être dépouillés, par une sorte de dépuration, des principes dont l'introduction dans le sang serait préjudiciable à l'économie. Ceci nous explique pourquoi, lorsqu'il s'agit de découvrir les traces d'un empoisonnement, les médecins font porter leurs recherches jusque dans le tissu intime du foie où le poison séjourne longtemps encore après être sorti des voies intestinales. De la veine cave, les produits de l'absorption veineuse pénètrent aussitôt dans l'oreillette droite du cœur et se mêlent à la masse du sang.

49. La peau dont le corps de l'homme est revêtu possède la faculté d'absorber les liquides

avec lesquels elle se trouve en contact assez prolongé, pour que l'*épiderme* qui la défend se ramollisse et se prête à l'imbibition. Elle absorbe même, quoique en petite quantité, les substances salines dissoutes dans l'eau d'un bain, ainsi que le laudanum étendu sur un cataplasme. Les frictions favorisent beaucoup l'absorption cutanée; aussi la médecine emploie-t-elle fréquemment cette voie pour introduire dans l'économie des médicaments qui ne peuvent être portés dans le canal digestif. On choisit pour cela de préférence les régions où l'épiderme est le plus fin : les aines, les aisselles. Mais si l'on veut que l'absorption soit énergique et prompte, on détruit préalablement l'épiderme, et l'on dépose sur la peau mise à nu des sels actifs à faible dose, tels que ceux de morphine et de strychnine, que les radicules vasculaires admettent d'autant mieux qu'ils sont plus solubles, et qui parviennent bientôt avec le sang aux centres nerveux. Ce procédé qu'on désigne sous le nom de *méthode endermique*, exige une grande prudence de la part de celui qui l'emploie. Le *vaccin*, les *virus rabique* et *syphilitique*, les *venins*, en général, n'ont besoin que d'une légère lésion de l'épiderme pour envahir l'organisme tout entier.

Lorsqu'un tissu à réseau vasculaire très-développé, tel que sont la peau, les muqueuses, vient à baigner dans le pus ou dans des liquides viciés, comme il arrive dans les brûlures étendues, ou à la suite des opérations chirurgicales, ou bien encore après l'accouchement, l'absorption prend alors le nom de *résorption, purulente* ou *putride;* et trop souvent, elle produit une infection du sang promptement mortelle.

Les gaz mêmes sont absorbés par la peau : si l'on plonge un animal dans du gaz *hydrogène sulfuré*, la tête restant au dehors, il ne tarde pas à succomber. Mais c'est surtout par les voies de la respiration que s'opère aisément et promptement l'absorption des gaz et de l'air atmosphérique. On sait combien peu d'*oxyde de carbone* et d'*acide carbonique* suffit à produire l'asphyxie. Avec l'air que nous respirons s'introduisent vraisemblablement les *miasmes* producteurs d'un grand nombre de maladies telles que le choléra, les typhus, la variole, les fièvres de marais, etc.

50. Les muqueuses qui tapissent l'entrée des ouvertures naturelles du corps exercent énergiquement l'absorption au travers de leur épiderme intact (*épithélium*). C'est ainsi que se transmettent habituellement les accidents syphilitiques, non seulement dans les rapports de sexe à sexe, mais encore de l'enfant à la nourrice ou de la nourrice à l'enfant, la bouche de l'un, le mamelon de l'autre se prêtant à l'introduction du virus qui répand l'infection dans toute l'économie. Qu'un de nos réservoirs obstrué momentanément conserve, au delà du temps ordinaire, le liquide qu'il a coutume de recevoir ; que la vessie, par exemple, ne puisse librement évacuer les urines, celles-ci deviennent de plus en plus épaisses et plus chargées ; et si l'obstacle à l'émission est absolu, la résorption s'opérant alors sur la totalité de leurs éléments, survient une imprégnation générale, une véritable fièvre urineuse.

51. Dans l'état normal la surface intérieure des cavités closes, des membranes séreuses qui enveloppent les poumons, le cœur, le foie, les viscères abdominaux, le cerveau, la moëlle épi-

nière, est continuellement humectée d'un fluiae incessamment résorbé. Mais, si, par suite d'un défaut d'équilibre entre l'exhalation et l'absorption, ou si, consécutivement à une maladie, ces membranes sont le siége d'un épanchement anormal, ou bien les liquides qui le constituent disparaissent peu-à-peu par voie de résorption, ou bien, les vaissaux absorbants étant empêchés d'agir, leur inaction devient la cause d'une *hydropisie*.

Le même phénomène de résorption a lieu dans l'épaisseur des tissus à l'égard de la graisse qui s'y dépose, ou du sang et du pus qui peuvent s'y épancher accidentellement. Enfin, tous les organes sans en excepter les os, tous les éléments constitutifs du corps vivant sont incessamment soumis à un travail de résorption et de réparation moléculaires, qui les maintient à l'état normal tant que ces deux mouvements se font équilibre ; tandis que la prépondérance de l'un sur l'autre amène soit l'*atrophie*, l'amoindrissement de la trame ; soit une augmentation de volume, une *hypertrophie*.

52. Les vaisseaux lymphatiques jouissent

d'une contractilité qui suffit à la progression de la lymphe non-seulement dans les tubes vasculaires, mais encore au travers des ganglions qui les interrompent de loin à loin. Nous avons vu que les chylifères viennent aboutir au canal thoracique ; il en est de même pour la plupart des autres lymphatiques du corps. Cependant ceux provenant de la moitié droite de la tête, du cou, de la poitrine et du bras droit, forment, en se réunissant, un second canal qui va s'ouvrir dans la veine *sous-clavière droite*. Ainsi, le système lymphatique débouche définitivement dans le système sanguin dont il est une annexe, et avec lequel il constitue un réservoir clos et continu d'où rien ne sort, où rien ne pénètre qu'à l'état liquide ou gazeux, et toujours en traversant les parois vasculaires par endosmose ou par exosmose.

CIRCULATION

53. Le cœur et les vaisseaux sanguins constituent chez l'homme l'appareil de la *circulation*. Le *sang* poussé par le cœur est porté par les

artères dans toutes les parties du corps où il est repris par les *veines* et reversé dans le cœur, par-

APPAREILS DE LA CIRCULATION ET DE LA RESPIRATION

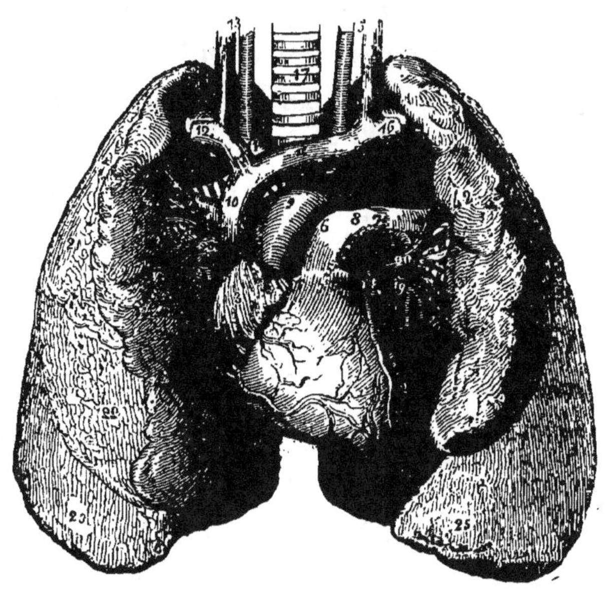

1. Le ventricule droit du cœur.	**11.** L'artère innominée.
2. Le ventricule gauche.	**12.** La veine et l'artère sous-clavières.
3. L'oreillette droite.	**13. 14, 15, 16.** Les carotides.
4. L'oreillette gauche.	**17.** La trachée-artère.
5, 6, 7, 8. L'artère pulmonaire et sa branche gauche.	**18. 19,** Les bronches.
9. La crosse de l'aorte.	**20.** Les veines pulmonaires.
10. La veine cave.	**21. 22, 23.** Les lobes supérieur, moyen et inférieur du poumon.

courant ainsi sans relâche un cercle complet et

non interrompu. Mais, pendant que s'opère cette circulation générale, une circulation plus restreinte a lieu du cœur aux poumons et de ceux-ci au cœur. Ce sont deux cercles que la masse du sang décrit successivement, et qui se relient au point central, le *cœur*. Cet organe est un muscle creux ayant la forme d'un cône renversé, divisé intérieurement en plusieurs cavités, renfermé dans la poitrine entre les deux plèvres et les deux poumons, sa base correspondant au milieu du thorax et sa pointe aux cartilages des sixième et septième côtes gauches. Une cloison partage le cœur en deux moitiés, consacrées, la gauche au sang artériel, la droite au sang veineux. Chaque côté se compose lui-même de deux cavités, l'une supérieure qu'on nomme *oreillette*, à laquelle aboutissent les gros troncs veineux ; l'autre inférieure, plus considérable, à parois plus épaisses, appelée *ventricule*, et d'où part le tronc artériel correspondant. Chez le fœtus les deux ventricules communiquent entre eux par une ouverture nommée *trou de Botal*, qui se refuse au passage du sang d'une cavité dans l'autre, aussitôt après la naissance. Les ouvertures donnant communication des oreillettes aux ventricules sont munies de *valvules* ou soupapes destinées à prévenir le reflux du sang pendant la contraction des ventricules. Pareille disposition existe à l'orifice des vaisseaux émanant du cœur ou venant s'y jeter. Chacune des cavités est lisse et polie à sa surface interne tapissée par une membrane fine, soulevée en divers endroits par des faisceaux musculaires plus ou moins saillants. A l'extérieur, le cœur est enveloppé d'une membrane séreuse, le *péricarde*, qui se replie sur elle-même, et qui le laisse libre dans la poche où il se meut.

54. De la base du ventricule gauche s'élève l'*artère aorte*, origine commune des artères qui se ramifient et se distribuent dans toute l'économie animale. Après un court trajet, elle se recourbe à gauche en forme de *crosse*, et descend ensuite le long du côté gauche de la colonne vertébrale jusqu'au bas de la poitrine, pénètre dans l'abdomen, et se bifurque bientôt en deux branches (*iliaques*) qüi se subdivisent elles-mêmes en rameaux de plus en plus déliés. De l'aorte sur tout son parcours naissent les *artères* qui vont

distribuer le sang et la vie au tronc, aux viscères contenus dans les trois cavités et aux membres, c'est-à-dire à toutes les parties du corps. Parvenues à un état d'extrême division, les artérioles se terminent dans la trame des tissus en un réseau de vaisseaux microscopiques dits *capillaires* parce qu'ils sont plus fins que des cheveux, et qui forment la transition entre le *système artériel* et le *système veineux*.

55. Les *veines* en effet naissent de ce lacis vasculaire; puis, cheminant en sens inverse des artères, et se réunissant en rameaux de plus en plus volumineux, elles se réduisent finalement à deux troncs nommés *veines caves* qui vont s'ouvrir dans l'oreillette droite. D'autre part, le ventricule droit donne naissance à l'*artère pulmonaire*, laquelle se ramifie dans les poumons et s'y réduit également en capillaires, d'où proviennent les quatre *veines pulmonaires* aboutissant à l'oreillette gauche du cœur.

56. D'après ces dispositions anatomiques, il est facile de suivre le cours du sang, passant de l'oreillette et du ventricule gauches dans l'aorte; suivant les divisions des artères; pénétrant dans

les ramuscules du système capillaire général
dont il traverse les parois ; déposant partout ses
éléments réparateurs ; s'engageant ensuite dans
les veines ; récoltant sur son chemin le chyle et
les autres produits de l'absorption, et venant
enfin se jeter dans l'oreillette droite du cœur.
Puis, reprenant un nouveau cours, chassé par
le ventricule droit dans l'artère pulmonaire,
cheminant, au travers des poumons, dans les
capillaires où il se régénère au contact de l'air
amené là par la respiration ; puis revenant au
point de départ, charrié par les veines pulmonaires et deversé dans l'oreillette gauche. Pendant cette évolution double et croisée le sang
change d'aspect et de qualités : *rouge-vermeil* au
sortir des cavités gauches, il perd cette couleur
dans son passage au travers des tissus, et devient *rouge-brun* en remontant le grand courant
circulatoire ; tandis que, au contraire, dans la
circulation pulmonaire, ce sont les artères issues
du ventricule droit qui charrient le sang veineux,
et les veines qui rapportent le sang révivifié
dans les poumons.

57. Le cœur, en sa qualité d'organe muscu-

laire, est doué d'une force contractile qui fait cheminer le sang dans l'arbre artériel. Chacune de ses contractions (*systole*) est suivie d'un instant de repos (*diastole*). Mais il ne se contracte pas d'une seule pièce : la contraction a lieu successivement, à bref intervalle, dans les deux oreillettes à la fois, puis dans les deux ventricules, de telle sorte que, pendant que les deux cavités supérieures se contractent, les inférieures se dilatent ensemble ; et réciproquement, à la contraction de celles-ci correspond la dilatation des premières. A chaque contraction des ventricules, l'extrémité libre du cœur projetée en avant vient battre contre les parois de la poitrine, et produit dans l'intervalle de la cinquième à la sixième côte un soulèvement sensible à la main, visible même chez les personnes peu pourvues d'embonpoint. En même temps, si l'on applique l'oreille sur la région du cœur, on entend un premier bruit, suivi d'un second bruit auquel succède un silence, bruits et silence rhythmés comme une mesure à trois temps. On attribue les *bruits* des deux premiers temps au choc de l'ondée sanguine contre les valvules en état de tension. Les maladies du cœur et celles de son envoloppe (péricarde) apportent dans la production de ces divers phénomènes des modifications qui deviennent pour le médecin des signes précieux.

58. S'il n'est pas douteux que le mobile principal de la circulation artérielle ne soit la contraction intermittente des ventricules lançant à chaque instant une nouvelle colonne de sang, il n'est pas moins certain que l'élasticité et la contractilité des artères jouent un rôle important dans la progression de ce liquide, alors surtout qu'il s'éloigne davantage du centre et qu'il se ressent moins de l'impulsion primitive. En effet les obstacles que le cours du sang rencontre dans ces conduits et plus encore dans le système capillaire, finissent par effacer toutes traces de l'action du cœur. Aussi faut-il remonter dans l'arbre artériel jusqu'à des branches assez volumineuses et assez rapprochées du point initial, pour apprécier l'effort impulsif du sang contre les parois dilatées de l'artère, effort qui constitue le *pouls*. Et comme chaque pulsation correspond à la contraction ventriculaire et au

premier bruit du cœur, l'exploration du pouls donne une idée exacte de la force, du nombre et de la régularité des mouvements de cet organe. C'est ordinairement l'*artère radiale* que l'on consulte, de préférence même au cœur, parce qu'elle est au poignet très superficielle et qu'elle repose sur un plan osseux qui permet au doigt d'en apprécier toutes les conditions.

59. Arrivées à leurs divisions extrêmes, les artères se continuent avec de petits canaux s'anastomosant entre eux de manière à former des réseaux vasculaires très-fins dont l'ensemble constitue le *système capillaire*. Le sang y pénètre sous la double impulsion du cœur et de l'élasticité des tubes artériels; et, tandis qu'il y séjourne, il en traverse les parois pour s'identifier à la trame de nos tissus et leur fournir les éléments nécessaires à leur entretien. Lorsqu'il afflue trop vivement dans le réseau capillaire d'une région, ou que son cours y est, soit retardé, soit suspendu par le resserrement contractile des petits vaisseaux ou bien au contraire par leur dilatation, il survient de la *congestion*, les globules sanguins s'accumulent, obstruent les

issues, tuméfient les tissus, et y provoquent diverses altérations plus ou moins graves. Tels sont le mécanisme et le siége des phénomènes connus en médecine sous le nom d'*inflammation* ou *phlegmasie*.

60. Intermédiaire entre les artères et les veines, le système capillaire est le point de départ de ce dernier ordre de vaisseaux avec lesquels il se continue. Ici la circulation de moins en moins influencée par les pulsations du cœur est devenue uniforme et non saccadée. Elle est aidée puissamment par la contraction musculaire, ainsi qu'on l'observe lorsque, pendant la saignée, on met en action les muscles de l'avant-bras. De plus, la disposition des valvules dont les veines sont garnies fait obstacle au retour du sang vers les réseaux capillaires. Enfin, à chaque mouvement respiratoire le sang est réellement aspiré par les oreillettes, et son cours dans les troncs veineux voisins du cœur se trouve ainsi très-sensiblement favorisé. Cependant la circulation veineuse est très-souvent entravée, soit part l'immobilité ou la déclivité des parties, soit par des pressions accidentelles, soit encore par

les efforts que nécessitent le chant, la défécation, l'accouchement, etc. De là l'engorgement des membres inférieurs, les *varices*, les *hémorrhoïdes* et autres lésions reconnaissant la même cause.

Le système vasculaire et principalement les artères reçoivent beaucoup de nerfs qui proviennent presque exclusivement du grand sympathique. Ils opèrent sur l'appareil circulatoire une double influence : motrice et calorifique ; ils peuvent retarder ou accélérer le mouvement du sang dans les vaisseaux, et produire la congestion ou l'inflammation des organes, ainsi que l'état pathologique connu sous le nom de *fièvre*. On appelle *vaso-moteurs* ces filets nerveux, par opposition aux nerfs essentiellement sensitifs et aux nerfs moteurs des muscles.

61. La contraction des cavités du cœur s'opérant simultanément des deux côtés, la même quantité de sang est envoyée à la fois à tout le corps par le ventricule gauche, aux poumons par le ventricule droit. La vitesse du cours du sang est donc en moyenne la même dans les deux cercles ; on croit pouvoir estimer à 25 ou 30 secondes le temps que ce liquide emploie à

l'accomplissement d'une évolution complète. Quant à la fréquence des battements du cœur, elle est facile à reconnaître en interrogeant le pouls. Chez l'adulte le cœur bat en général 70 fois par minutes, un peu plus chez la femme que chez l'homme; dans l'enfance ce chiffre est infiniment plus élevé : 140 pulsations pendant les deux premiers mois de l'existence, à six mois 128, à un an 120, à trois ans 110, environ 80 à la puberté. La fréquence du pouls augmente assez ordinairement aux approches de la vieillesse; elle est plus grande chez les individus de petite stature, moindre au repos et durant le sommeil. Il existe d'ailleurs à cet égard des différences individuelles très - notables : Napoléon Ier avait moins de cinquante pulsations à la minute. On sait que le pouls s'accélère sous une multitude d'influences : l'exercice musculaire, les émotions vives, le travail de la digestion. Le contraire s'observe après une abstinence prolongée, ainsi que pendant l'action de la digitale introduite dans l'économie. Un des principaux éléments de la *fièvre* est l'accélération de la circulation qui témoigne de l'excitation anormale du cœur produite par les causes morbifiques.

62. Il est impossible d'évaluer exactement la quantité du sang en circulation dans le corps humain. Cependant, il ressort d'expériences diverses et se servant mutuellement de contrôle, que la masse de ce liquide représente environ la douzième partie du poids de l'individu, soit 5 kilogrammes de sang pour un homme pesant de 60 à 65 kilogrammes. Quoi qu'il en soit, les pertes sanguines peuvent être vraiment considérables et se réitérer longtemps sans que la mort s'en suive, le sang se reproduisant promptement, pourvu que l'alimentation et des boissons suffisantes ne fassent pas défaut. Mais si l'*hémorrhagie* dépasse une certaine limite, il y a *syncope*, le cœur cesse de subvenir aux besoins des organes, l'innervation est suspendue et l'existence est compromise. En pareil cas, on peut recourir à la *transfusion*, dans les veines du moribond, du sang fourni par une personne bien portante, avec des chances de succès qui dépendent principalement de la promptitude de l'opération et du soin qu'on prend d'éviter l'in-

troduction de l'air dans les vaisseaux, accident qui a plus d'une fois interrompu fatalement le cours des grandes opérations chirurgicales, et qu'on explique par la difficulté qu'éprouve le sang mélangé d'air et devenu spumeux à traverser les vaisseaux capillaires des poumons.

RESPIRATION

63. La circulation pulmonaire a pour but d'opérer la revivification du sang par son contact avec l'air atmosphérique. Ce résultat s'accomplit au moyen de la *respiration*, fonction qui consiste à introduire l'air dans les poumons, à le mettre en contact médiat avec le sang veineux, et à rendre de nouveau ce fluide apte à nourrir et à vivifier l'organisme. L'appareil respiratoire se compose principalement des deux *poumons*, organes spongieux et vasculaires, d'un volume considérable, divisés en plusieurs lobes, et qui remplissent en grande partie la cavité de la poitrine. Ils sont formés par la réunion d'un grand nombre de *cellules* communi-

quant entre elles, et qui reçoivent chacune une
division des bronches et un ramuscule de l'ar-

POUMON, TRACHÉE-ARTÈRE ET BRONCHES.

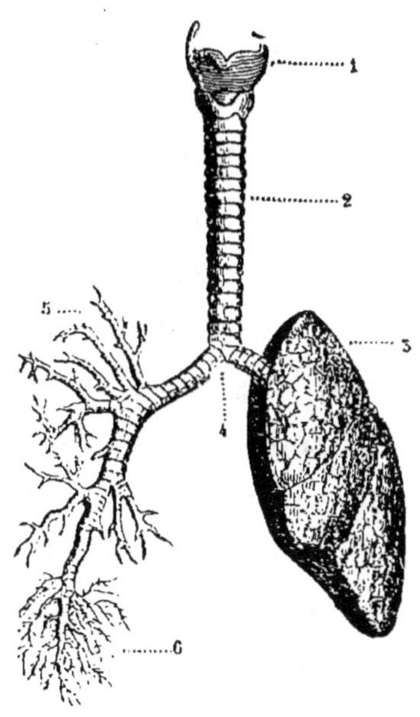

1. Le larynx.
2. La trachée-artère.
3. Le poumon gauche intact.
4. Les bronches.

5. Premiers rameaux bronchiques.
6. Dernières ramifications des bronches dégagées du tissu du poumon droit enlevé.

tère pulmonaire aboutissant aux vaisseaux capillaires d'où naissent les radicules des veines

pulmonaires. Les poumons communiquent avec l'air extérieur par les *bronches* dont le tronc, la *trachée-artère*, surmonté du *larynx* s'ouvre dans l'arrière bouche, à la base de la langue. Considéré dans son ensemble, le poumon représente une vaste surface muqueuse en contact avec l'air atmosphérique, et sous laquelle s'épanouit un réseau vasculaire sanguin dont les parois minces et perméables se prêtent merveilleusement aux échanges qui s'opèrent entre l'air et le sang, à l'avantage exclusif de celui-ci; car l'air subit alors dans ses éléments constitutifs une altération telle que le renouvellement en est incessamment nécessaire. Aussi, l'acte respiratoire se compose-t-il de deux mouvements alternatifs : l'*inspiration* et l'*expiration*, l'introduction et le rejet de l'air, phénomènes mécaniques indispensables à l'accomplissement des réactions chimiques qui sont le but final de la respiration.

64. On compare très-justement le jeu de la poitrine à celui du soufflet. L'agrandissement de la *cavité thoracique* dans tous ses diamètres produit nécessairement la dilatation des pou-

mons partout appliqués contre ses parois. Cette ampliation appelle dans le canal aérien l'air extérieur qui afflue à la fois par les fosses nasales et par la bouche, ou par une seule de ces ouvertures ; et qui trouve toujours béants le larynx, la trachée-artère et les bronches, grâce aux cerceaux cartilagineux dont ces conduits sont pourvus. En même temps, et surtout dans les inspirations énergiques et rapides, les ailes du nez se dilatent et la glotte s'élargit par l'écartement de ses lèvres. Puis, lorsque le poumon ne peut plus rien admettre, il se vide en revenant sur lui-même, non par le fait seul de l'élasticité de ses tissus, mais en outre sous l'influence des muscles expirateurs. Dans un grand nombre de circonstances, l'intervention des forces musculaires devient l'agent principal de l'expiration, par exemple dans le bâillement, la toux, le rire, l'éternument, etc.

65. Dans l'*inspiration*, l'agrandissement de la poitrine est dû surtout à l'action du *diaphragme* qui sépare le thorax de l'abdomen. Ce muscle convexe à sa face supérieure, concave inférieurement, tend à devenir horizontal lorsqu'il se

contracte, et par là même il augmente le diamètre vertical de la cavité thoracique, aux dépens du ventre qui se trouve refoulé en bas et en avant. La contraction du diaphragme suffit presque seule aux mouvements ordinaires de l'inspiration; mais les inspirations forcées exigent le concours d'un grand nombre d'autres muscles, les *intercostaux*, le *grand pectoral*, le *grand dorsal* particulièrement, dont le rôle consiste à dilater la poitrine en haut et en avant, en soulevant les côtes et l'os sternum auquel viennent s'insérer antérieurement les cartilages des côtes.

L'*expiration* est moins laborieuse que l'inspiration; l'élasticité des poumons, la contractilité des bronches ont cependant aussi leurs muscles adjuvants qui se mettent en jeu dans les mouvements d'expiration brusques et violents.

L'homme adulte bien portant respire dix-huit fois par minute; l'exercice accélère momentanément la respiration. Le nombre des mouvements respiratoires diminue avec l'âge : il est de quarante-quatre à la minute chez le nouveauné, de trente-cinq dans la première année, de vingt-six à cinq ans, et de vingt à la puberté. En général il est, par rapport aux pulsations du cœur, comme un est à quatre. Il s'accroît pendant la fièvre en proportion directe de l'activité qu'acquiert la circulation.

66. L'air, en pénétrant dans les poumons d'un homme sain, produit un léger bruit dû au frottement de ce fluide contre les parois des conduits aériens. Ce *murmure respiratoire* a d'autant plus d'intensité qu'on l'observe plus près des gros tuyaux bronchiques et de la trachée : il prend alors les noms de *souffle bronchique* et de *souffle trachéal*. Dans les maladies de l'appareil de la respiration, l'oreille appliquée sur la poitrine recueille des bruits très-caractéristiques et très-précieux pour le diagnostic ; l'*auscultation* est l'art d'apprécier ces bruits et d'en déduire les lésions d'où ils dérivent.

Le bâillement, le hoquet, le sanglot, le rire, le ronflement, la toux, l'expectoration, l'éternument, sont des modifications de l'expiration, accompagnées de contractions musculaires plus ou moins saccadées, et de bruits dont le siége est tantôt dans les cordes vocales, tantôt dans la bouche et dans les cavités nasales.

67. *L'air atmosphérique*, ce milieu dans lequel les êtres organisés puisent sans cesse les éléments les plus indispensables à leur existence, est un mélange de vingt-une parties d'*oxygène* et de soixante dix-neuf parties d'*azote* en volume, composition identique sur tous les points du globe. Il se charge, en outre, d'une petite proportion d'*acide carbonique*, de vapeurs aqueuses et de quelques gaz peu abondants. On calcule que la quantité qui entre à chaque mouvement inspiratoire dans les poumons et qui en ressort, est de cinq centimètres cubes ou un demi-litre à l'état normal, et de trois à quatre litres, soit de trente à quarante centimètres cubes, dans les inspirations et expirations forcées. Or, en tenant compte seulement de l'état normal, la masse d'air atmosphérique mise en circulation dans les voies respiratoires de l'homme adulte et bien portant dépasserait en moyenne cinquante mètres cubes par heure, et s'élèverait par jour à plus de douze cents mètres. Selon quelques physiologistes, ces chiffres

devraient même être portés à quatre-vingt mètres par heure, et conséquemment à dix-neuf
cents mètres cubes par vingt-quatre heures.

68. Pendant son cours au travers des poumons, l'air subit, dans ses éléments chimiques
et dans ses propriétés physiques, des modifications qui correspondent à des changements im-
portants survenus dans la composition du sang.
Ainsi l'air expiré s'est dépouillé, au profit de
ce liquide, d'une portion de son oxygène éva-
luée au minimun à vingt-un litres par heure ;
sa température s'est sensiblement élevée. Il entraîne avec lui non-seulement une quantité
d'eau à l'état de vapeur, fournie par le sang, et
qu'on estime être de quatre à cinq cents grammes par vingt-quatre heures ; mais encore des
matières organiques qui contribuent, avec celles
contenues dans les produits de la transpiration
cutanée, à vicier l'air dans les habitations closes,
et qui, suspendues dans l'atmosphère, deviennent des agents d'infection et de propagation
des maladies miasmatiques ou contagieuses.
C'est encore par cette voie que s'échappent en
partie certains liquides, certains principes vo-

latils introduits dans le sang. On reconnaît à l'odorat les vapeurs alcooliques et vineuses exhalées par les buveurs. L'éther, le musc, le camphre, l'ail, le copahu, se manifestent de la même manière. Enfin, l'air contient au retour un surcroît d'acide carbonique qu'on estime être de dix-huit litres par heure, mais dont la proportion augmente ou diminue selon que la respiration est ralentie ou accélérée. En tout cas, le rapport entre l'oxygène absorbé et l'acide carbonique exhalé reste invariablement le même ; augmentation et diminution portent également et parallèlement sur ces deux gaz. La proportion d'acide carbonique exhalé est plus forte chez l'homme que chez la femme, à l'âge adulte que dans la vieillesse.

69. On pourrait s'étonner de trouver toujours et partout dans l'*atmosphère* la même quantité d'oxygène, en pensant à l'énorme consommation que font de ce gaz tant d'animaux répandus à la surface du globe, si l'on ne connaissait l'admirable combinaison en vertu de laquelle animaux et végétaux, quoique empruntant sans cesse à l'air ambiant les principes indispensables

à leur existence, n'altèrent en aucune façon cette source inépuisable de la vie organique. En effet, tandis que chez l'animal l'oxygène absorbé se combine d'une part avec le sang qu'il oxyde, et d'autre part avec l'excès de carbone et d'hydrogène que contient ce liquide veineux, ce qui donne naissance à de l'acide carbonique et à de la vapeur d'eau; le végétal, par une sorte de *respiration* qui lui est propre, enlève à l'air son acide carbonique, et, le décomposant sous l'influence de la lumière solaire, s'en approprie le carbone qui constitue essentiellement la trame des végétaux, et restitue à l'atmosphère l'oxygène qui se régénère ainsi perpétuellement. Nouvel exemple de la dépendance mutuelle où sont les êtres organisés les uns par rapport aux autres : les animaux recevant des plantes l'oxygène dont ils ont besoin; celles-ci trouvant leur nourriture dans l'acide carbonique engendré par la respiration pulmonaire.

70. Le *sang* a subi de son côté de grandes modifications dans ses propriétés matérielles et vitales pendant son séjour dans les vaisseaux capillaires des poumons. Légèrement alcalin,

de couleur rouge plus ou moins foncée, doué d'une saveur quelque peu salée et d'une odeur particulière, ce liquide vivant est essentiellement composé d'eau tenant en dissolution ou en suspension de la fibrine, de l'albumine, des sels, quelques matières grasses et des *globules* rouges, microscopiques, en forme de petits disques aplatis, un peu renflés sur leur circonférence. Il contient en outre : quelques globules blancs semblables à ceux de la lymphe et du chyle ; les divers principes provenant de l'absorption intestinale ; enfin, des gaz qui sont : l'oxygène soustrait à l'air atmosphérique, l'azote et l'acide carbonique, ayant l'un et l'autre leur origine dans les phénomènes intimes de la digestion.

Les globules du sang sont plus nombreux chez l'homme que dans le sexe féminin. Ils diminuent très-sensiblement dans la grossesse, ce qui explique la faiblesse et les divers malaises qui affligent trop souvent les femmes enceintes. C'est en enlevant au sang une partie de ses globules que les hémorrhagies, l'abstinence, en un mot, toutes les circonstances débilitantes appauvrissent l'économie.

Quand on laisse reposer le sang extrait des vaisseaux, il se partage en *sérum*, liquide jaunâtre contenant les matières solubles, et en *caillot* formé par la fibrine coagulée et par les globules qui s'y trouvent enfermés.

Le changement le plus frappant qu'éprouve le sang en passant au travers des poumons est cette coloration vermeille due à l'absorption de l'oxygène de l'air, et dont il se dépouille pendant son cours dans le réseau capillaire général, en même temps qu'il abandonne aux tissus l'oxygène nécessaire aux phénomènes de la nutrition. A cela près, le sang veineux ne diffère guère du sang artériel que en ce qu'il contient un peu plus de fibrine, tandis que le dernier est un peu plus riche en globules.

74. En définitive, l'opération essentielle de la respiration consiste en un échange de gaz entre le sang et l'air atmosphérique, échange déterminé par la tendance que les gaz différents, mis en présence, ont à se mélanger, même lorsqu'ils sont séparés par des membranes animales. Il en résulte finalement que l'oxygène circulant avec le sang artériel produit, par son action

chimique sur les principes qu'il rencontre, un peu d'azote et de l'acide carbonique dont le sang veineux se débarrasse au contact de l'air, dans une mesure telle que la proportion des gaz reste constamment la même, à peu de chose près. Ajoutons que l'introduction de l'oxygène dans la circulation et la sortie concomitante de l'acide carbonique s'opèrent sans interruption, grâce à ce que les poumons conservent toujours en réserve une certaine quantité d'air, même après l'expiration la plus énergique.

Toutes les fois que, chez l'homme, la respiration est suspendue pendant quelques minutes par une cause quelconque, submersion, suspension, strangulation, compression violente de la poitrine, oblitération des bronches par un corps étranger ou par des produits divers, la vie est menacée, et s'éteint dans un laps de temps souvent très-court, quatre ou cinq minutes. La mort par *asphyxie* est précédée de symptômes progressifs tels que : bourdonnements d'oreilles, troubles de la vue, anxiété vive, efforts stériles de respiration, vertiges et perte de connaissance. Bientôt le cœur cesse de battre, les poumons et le cerveau se gorgent d'un sang veineux très-foncé en couleur ; puis, au moment suprême, la contraction musculaire expulse au dehors les matières contenues dans les réservoirs naturels.

72. Lorsque l'air ne peut se renouveler dans un local où se trouvent réunies un grand nombre de personnes, il ne tarde pas à s'altérer dans sa composition chimique. Non-seulement il perd continuellement de son oxygène, mais ce gaz est remplacé par un volume équivalent d'acide carbonique. Alors le sang restant veineux, même dans les artères, et devenant impropre à l'entretien des fonctions nerveuses, il y a menace de mort, et de mort rapide, pour les individus entassés ainsi. Mais ce n'est pas tout : le danger s'accroît encore des effluves organiques provenant de l'expiration, et de l'*exhalation cutanée* des victimes elles-mêmes. Car c'est bien plus par l'accumulation de ces matières animales, rebut de l'économie, que par la présence d'un faible excédant d'acide carbonique, que l'air limité dans des localités closes acquiert les propriétés délétères qui résultent

de l'encombrement. A ces causes d'insalubrité déjà si puissantes viennent se joindre les émanations nuisibles des corps qui servent au chauffage et à l'éclairage des lieux de réunion où l'air extérieur ne pénètre pas suffisamment.

73. On remédie autant que possible à ces graves inconvénients par la *ventilation* ; malheureusement les procédés employés aujourd'hui sont encore bien insuffisants, puisque, dans l'opinion de nos hygiénistes les plus autorisés, pour obtenir des conditions favorables, il ne faudrait pas moins de dix mètres cubes d'air neuf par heure et par individu, soit deux cents quarante mètres cubes par vingt-quatre heures ; ou pour chacun, une pièce mesurant six mètres dans tous.les sens. Si l'on tient compte seulement du temps consacré au sommeil, la chambre où l'homme passe les huit heures de nuit devrait avoir une capacité de quatre-vingts mètres cubes, environ quatre mètres cinquante centimètres en tous sens, c'est-à-dire six mètres en long et en large, avec une hauteur de plafond de deux mètres cinquante. Certes, il est dans les grandes villes peu de personnes qui

soient placées dans d'aussi bonnes conditions hygiéniques. Ce qui nous sauve, nous qui couchons à deux ou trois dans des compartiments insuffisants pour un seul, ce sont les joints béants des portes et des fenêtres par où s'opère un courant qui s'échappe par la cheminée. Gardons-nous donc des trappes hermétiques et des bourrelets trop exacts. Mieux vaut la chance de quelque vent coulis, que l'infection miasmatique et la suffocation.

74. Certains gaz ont sur la vie de l'homme une influence fatale et véritablement toxique ; ce sont notamment : l'*oxyde de carbone* qui se produit pendant la combustion lente du charbon, et qui joue le principal rôle dans l'asphyxie occasionnée par cette cause ; l'*hydrogène sulfuré*, l'*hydrogène arséniqué*, plus promptement toxiques ; l'*hydrogène carboné* si souvent fatal aux mineurs ; le phosphore, le chlore, le ga-nitreux, l'ammoniac gazeux des fosses d'aisances et autres agents délétères par eux-mêmes. Quelle que soit la cause de l'asphyxie, il est du devoir de l'homme de l'art et des assistants d'insister sur les soins propres à rappeler la vie,

dans les cas même les plus désespérés, l'expérience démontrant qu'on a sauvé des individus, des nouveau-nés surtout, en faveur desquels tout espoir semblait perdu. L'enfant peut vivre plusieurs heures après sa naissance, avant que la respiration ne s'établisse, et dans un état de mort apparente. La persistance de la vie en ce cas paraît tenir au maintien du trou botal et du canal artériel, qui permet à la circulation de s'opérer dans les mêmes conditions que pendant la vie intra-utérine.

75. Les phénomènes mécaniques de la respiration sont subordonnés à l'influence du système nerveux, de la moelle en particulier ; car c'est d'elle que émanent les nerfs en grand nombre qui se distribuent au larynx, aux poumons et aux muscles inspirateurs et expirateurs. Il est un point du *bulbe rachidien* (renflement intermédiaire entre la moelle et le cerveau) tout spécialement digne d'attention : c'est l'endroit correspondant à l'origine des *nerfs pneumo-gastriques*, et dont la lésion détermine instantanément la mort : aussi le désigne-t-on sous le nom de *nœud vital*.

L'accomplissement de l'acte respiratoire importait trop à la conservation de l'homme pour qu'il pût être soumis à la volonté. Loin de là, le besoin de respirer est tellement impérieux, que pour y satisfaire les muscles agissent à notre insu, pendant le sommeil aussi bien que pendant la veille. Toutefois on a vu des nègres au temps de l'esclavage se procurer le suicide, non pas en avalant leur langue, ainsi qu'on le croyait alors, mais en arrêtant par la force d'une énergique volonté tout mouvement respiratoire.

76. Il s'opère à la surface de la peau une véritable respiration supplémentaire dont on méconnait généralement l'importance parce que les notions qui se rapportent à ce phénomène sont peu répandues. En effet, le réseau vasculaire du *derme* est trop riche et trop superficiel pour que le sang qui le parcourt n'échange pas l'acide carbonique qu'il contient contre l'oxygène de l'atmosphère. Sans doute cette permutation est ici beaucoup moins considérable qu'elle ne l'est dans les poumons : la présence de l'épiderme, l'épaisseur du tissu cutané, la quantité relativement minime du sang qui s'y

porte ne permettent, par cette voie, qu'un faible courant de ces deux gaz. Mais il en est autrement par rapport à la vapeur d'eau exhalée, à la *transpiration insensible* qui, sueurs à part, est deux fois plus abondante (un kilogramme en vingt-quatre heures) que les vapeurs aqueuses fournies par les poumons (de quatre à cinq cents grammes) dans le même laps de temps. Nos vêtements habituels laissent assez facilement passer le produit de la perspiration cutanée. Cependant là où le corps est recouvert d'enveloppes peu perméables comme le cuir de nos souliers, ou d'étoffes totalement impénétrables, les gaz exhalés se déposent à la surface de la peau sous forme humide, inconvénient qui doit faire éviter autant que possible l'usage prolongé du caoutchouc, soit en chaussures, soit en manteaux.

77. La température et l'état hygrométrique de l'atmosphère exercent une grande influence sur l'abondance des évaporations pulmonaire et cutanée. En été, l'air sec et chaud les rend plus copieuses, tandis qu'elles sont à peu-près indépendantes du plus ou moins de boissons prises.

Lorsque au contraire l'atmosphère saturée de vapeurs aqueuses se refuse à en recevoir de nouvelles, l'eau du corps, repoussée à l'intérieur, s'échappe par les voies urinaires, lesquelles suppléent à l'action de la peau par un redoublement d'activité qui conserve l'équilibre. En outre, la peau possède en elle-même d'efficaces ressources contre les effets de la suppression des évacuations aqueuses à l'état gazeux ; elle les puise dans la sécrétion propre à de nombreux corps glanduleux de petit volume répandus à sa surface, et qui remplacent au besoin la transpiration insensible par des sueurs où l'eau se produit immédiatement sous forme liquide. La *sueur* peut être générale ou bornée à certaines parties du corps, l'aisselle, les pieds, les mains.

Lorsqu'elle est devenue habituelle, il n'est pas sans danger d'en provoquer la suppression ; on ne doit donc y procéder que avec de grands ménagements. Combien de rhumes, de douleurs rhumatismales et de maladies encore plus graves sont dues à la répercussion de la transpiration ! D'un autre côté, les sueurs abondantes et répétées produisent chez l'homme sain de l'amaigrissement et même un affaiblissement marqué. Chez les malades, elles sont quelquefois suivies d'une amélioration notable : alors on les appelle critiques. Elles sont froides dans les perturbations violentes, aux approches de l'agonie. La sueur est ordinairement acide, et c'est à cette acidité qu'il faut attribuer certaines éruptions miliaires, ainsi que l'altération de la couleur des vêtements qui s'en trouvent imprégnés. On l'a vue exhaler tantôt une odeur aigre, chez les femmes récemment accouchées ou nourrices, tantôt l'odeur de l'ail, de l'ognon, du camphre, après l'ingestion de ces substances ; tantôt une odeur urineuse prononcée, chez des personnes affectées de rétention d'urine.

Les matières qui s'exhalent à la surface de la peau s'y déposent en partie et s'y accumulent, principalement dans les régions soustraites à l'action de l'air, et dans celles où abondent les glandes sudorifères et les follicules sébacés. Le séjour de ces substances animales essentiellement irritantes nuit sensiblement à l'expiration, à l'exhalation cutanées. Il importe donc de les enlever au fur et à mesure de leur production, non-seulement au moyen des ablutions et des bains, mais en ayant recours aux frictions, à la brosse, à tous les agents de la propreté la plus minutieuse.

CALORIFICATION

78. Le corps humain, comme celui de tous les animaux à sang chaud, développe incessamment une quantité de chaleur qui, malgré de continuelles déperditions, suffit à lui conserver une température supérieure à celle de l'atmosphère. La *température* de l'homme, variable dans les diverses parties où on l'observe, en raison de leur éloignement du centre circulatoire, est en moyenne de 37° centigr. à tous les âges de la vie, on peut dire aussi sous toute latitude, puisqu'elle diffère à peine d'un degré entre les pays les plus chauds et les contrées les plus froides. La privation d'aliments abaisse la chaleur animale, tandis que les maladies aiguës l'élèvent en proportion directe de l'accélération du pouls. Aux approches de la mort, la respiration et la circulation s'affaiblissant petit-à-petit, la tempé-

rature diminue et, lorsque la vie s'est éteinte, le refroidissement du cadavre s'opère, conformément aux lois physiques, en raison inverse de la masse. Aussi le tronc conserve-t-il beaucoup plus longtemps que les membres une chaleur qui peut donner de vaines espérances aux familles.

79. Est-il permis de croire que dans certaines conditions individuelles, le corps vivant puisse développer en lui et par lui seul une calorification assez puissante pour en déterminer la combustion ? Certainement non. La température de l'homme ne varie effectivement que de quelques dégrés en plus ou en moins de la moyenne. Il ne saurait donc y avoir de véritables *combustions spontanées,* mais seulement des cas où le corps imprégné d'alcool, ou pourvu d'une enveloppe graisseuse considérable, offre prise à des sources de combustion ordinairement insuffisantes et parfois méconnues.

80. La production de la chaleur animale est le résultat des oxydations lentes qui s'accomplissent dans l'organisme. Rappelons-nous que en chimie on entend par oxydation la combinaison

d'un corps simple avec l'oxygène, soit qu'elle s'effectue rapidement, avec dégagement de chaleur et de lumière, phénomène plus connu sous le nom de combustion ; soit qu'elle ait lieu lentement et sans lumière, et que le calorique se dissipe au fur et à mesure de son développement. C'est ce dernier mode de *combustion* ou d'*oxydation* (ces mots sont synonimes) qui produit, dans l'intimité de nos tissus, une chaleur proportionnée à l'activité de la circulation dans leurs capillaires. En effet, l'oxygène introduit dans le sang par la respiration y rencontre, nous le savons déjà : 1° du carbone dont la combustion donne naissance à l'acide carbonique exhalé ; 2° de l'hydrogène avec lequel il se combine pour former les vapeurs d'eau qui s'échappent sous forme de transpiration pulmonaire ; plus, quelques autres substances qui subissent aussi l'oxydation. Or, ces phénomènes de calorification n'ont pas leur source exclusive dans les limites des poumons ; ils se continuent durant le cours du sang dans ses vaisseaux, et s'accomplissent avec un surcroît d'activité dans le système capillaire qui entre dans la trame de nos organes, et notamment dans l'épaisseur de la peau. Si ce tégument présente une température moins élevée que celle des viscères contenus dans la profondeur de nos cavités, c'est parce qu'il se refroidit aisément au contact de l'air ambiant presque toujours moins chaud que lui; et parce que la transpiration cutanée lui enlève tout le calorique nécessaire à la vaporisation de l'eau que exhale incessamment sa surface. Les muscles en se contractant acquièrent une augmentation de température qui forme un léger complément de la calorification animale.

81. Les physiologistes ont cherché à mesurer la quantité de chaleur que l'homme, appareil de combustion, dégage en l'espace de vingt-quatre heures; on n'arrive là-dessus que à des évaluations approximatives. Mais ce qu'on sait indubitablement, c'est que, lorsque la température extérieure est fort inférieure à la sienne, il compense ses pertes par une calorification plus considérable, qu'il obtiént en absorbant une quantité d'oxygène supérieure à la moyenne; et comme il lui faut aussi plus de carbone à brûler, il augmente son alimentation, c'est-à-dire

sa provision de combustible; car c'est le produit de la digestion qui verse dans le sang les éléments de l'oxygénation. Ainsi s'explique pourquoi l'appétit devient plus exigeant en hiver, et comment l'Andalou vit de tomates crues arrosées d'eau glacée, tandis que le Suèdois fait chaque jour quatre repas où domine la viande, et qu'il absorbe abondamment les liqueurs fermentées.

82. L'homme a donc, pour résister aux abaissements extrêmes de la température atmosphérique, de puissantes ressources : alimentation substantielle et copieuse, en première ligne; puis, vêtements mauvais conducteurs du calorique; exercice musculaire peu ou point interrompu; refuge impénétrable à l'air extérieur. Dans le cas contraire, c'est la double évaporation issue des bronches et de la peau qui neutralise le calorique en excès. Alors aussi les glandes sudorifères entrant en jeu couvrent le corps d'une sueur liquide, parfaitement distincte de la transpiration permanente, mais qui lui vient en aide contre les grandes élévations de la température. L'espèce humaine s'accommode ainsi de

tous les climats. On a vu même des individus braver impunément pendant huit ou dix minutes une température artificielle de 93°, 107°, 109°, et jusqu'à 112° Réaumur.

83. Lorsque l'atmosphère est saturée de vapeurs aqueuses, elle repousse les exhalations pulmonaire et cutanée, d'où résulte un surcroît de la chaleur propre au corps, par défaut d'évaporation, accompagné de ce sentiment de fatigue et de pesanteur qui fait pressentir l'orage. On supporte mieux une température plus élevée avec un air libre et sec, de même que l'action du froid se fait sentir bien plus énergiquement lorsque l'atmosphère est agitée et découverte, que quand elle est sombre et calme. Cependant la lutte contre les éléments devient difficile en se prolongeant au delà de certaines limites ; elle n'est même pas toujours possible : les corps de troupe en campagne privés d'abri, de vêtements, d'eau, d'aliments, ont trop souvent éprouvé la désastreuse influence des climats extrêmes. Les congestions cérébrales et pulmonaires, l'asphyxie, les congélations, tels sont les accidents auxquels succombe l'homme, lors-

qu'il reste exposé, sans défense et trop longtemps, soit aux ardeurs d'un soleil brûlant, soit
aux rigueurs des régions polaires. En général
l'acclimatation est plus difficile et plus fertile en
maladies dans les pays chauds que dans les
pays froids, où d'ailleurs on trouve tout mieux
disposé pour la résistance.

SÉCRÉTIONS

84. Il existe dans l'organisme humain plusieurs appareils ayant pour fonctions de séparer
du sang des matériaux qu'ils convertissent en
humeurs ou liquides destinés à des usages différents et nombreux. Cette séparation ou *sécrétion* s'opère en général dans la trame d'organes
connus sous le nom de *glandes*, les uns, dits
aussi *follicules*, ayant forme de petits sacs ou
de petits tubes qui s'ouvrent à la surface des
membranes muqueuses et de la peau ; les autres
composés des mêmes éléments associés en grand
nombre, et venant tous aboutir à un ou plusieurs *canaux excréteurs*. Tels sont les glandes

salivaires et mammaires, le rein, le foie, etc. En outre, on considère comme appartenant à l'appareil sécréteur des organes très-riches en vaisseaux sanguins et qui, quoique dépourvus de conduits d'excrétion, ont une grande analogie avec les véritables glandes. La *rate* est le plus essentiel de ces viscères, au nombre desquels figurent le *thymus* qui disparaît peu de temps après la naissance ; et le *corps thyroïde* dont le volume s'accroît souvent au point de gêner la respiration, et de former à la partie antérieure du cou une tumeur connue sous le nom de *goître*. On ignore les usages de ces organes ; mais comme il n'en sort que du sang modifié dans ses éléments constitutifs, on doit croire que leurs fonctions consistent précisément dans cette modification du fluide nourricier.

85. La peau renferme dans son épaisseur deux ordres de corpuscules glanduleux qui déposent à sa surface deux produits très-distincts ; nous connaissons déjà les *glandes sudorifères*, si nombreuses et si petites qu'on en compte de cent à huit cents par centimètre superficiel. Leur sécrétion, activée par la chaleur et par un exer-

cice violent, peut produire jusqu'à deux cents grammes d'eau par heure, alors que la perte occasionnée par la transpiration insensible est à peine supérieure à quarante grammes. On conçoit combien l'évaporation d'une telle quantité de liquide à la surface du corps est propre à en abaisser la température. Aussi les personnes qui suent aisément souffrent-elles moins que d'autres de la chaleur. La sueur puise dans le sang les matériaux dont elle se compose, et qui consistent en quelques acides et quatre-vingt-dix-neuf centièmes d'eau. Lorsqu'elle est abondante, elle détermine un vif sentiment de soif qui nous porte à restituer au sang, par l'usage de boissons suffisamment copieuses, l'équivalent de cette déperdition. Les *follicules sébacés* sont d'autres petites glandes produisant un enduit gras qu'on trouve plus abondant au cuir chevelu que partout ailleurs, chaque poil ou cheveu possédant à sa base un de ces organes sécréteurs chargé d'en entretenir la souplesse. Les glandes sébacées sont répandues sur toute la surface du corps, excepté à la paume des mains et à la plante des pieds;

leur nombre et leur volume sont surtout remarquables à l'entrée des ouvertures naturelles, et sur le nez où leur sécrétion s'accumule sous apparence de petits points noirs
(*tannes*) qu'on fait sortir par la pression.

86. L'*urine* est sécrétée par les *reins* (rognons
chez les animaux), organes glanduleux situés
dans l'abdomen, sur les côtés de la colonne
vertébrale, au milieu d'une masse graisseuse.
Leur couleur est d'un rouge brunâtre, leur
forme est celle d'un haricot. On y distingue la
substance extérieure ou *corticale* et la substance
médullaire ou tubuleuse, formée par la réunion
des tubes urinifères qui déversent le produit de
la sécrétion dans un réservoir commun nommé
bassinet. Un grand nombre de vaisseaux capill-
laires sanguins serpentent autour de ces tubes
et constituent, dans la portion corticale de la
glande, un lacis très-serré qui lui fournit en
abondance le sang, source unique de tant de
productions diverses. C'est dans la substance
corticale que l'urine se forme ; arrivée de proche en proche dans le bassinet, elle passe goutte
à goutte dans l'*uretère*, canal étroit et long qui

va s'ouvrir dans le bas-fond de la *véssie*. Ce der-

APPAREIL URINAIRE.

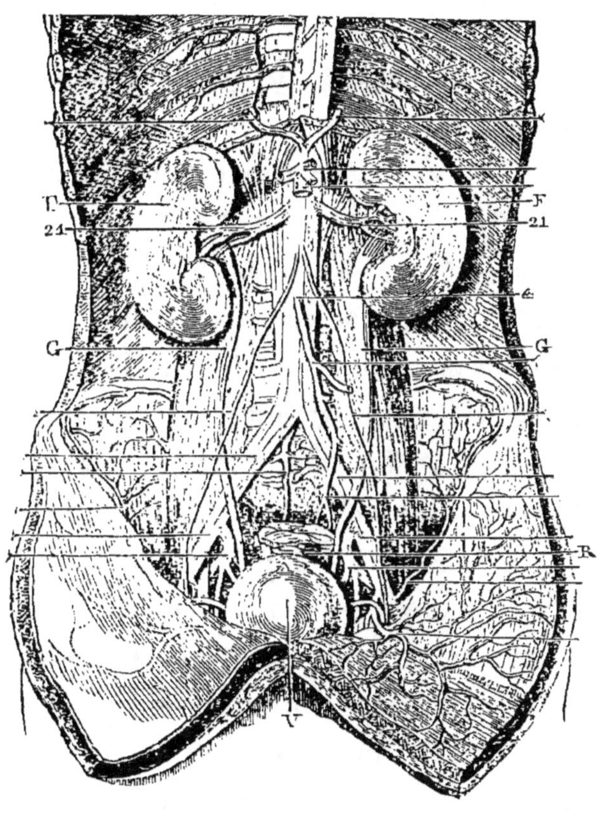

4. L'aorte abdominale.	G, G. Les uretères.
24, 21. Les artères rénales.	R. Le rectum.
F. F. Les reins.	V. La vessie.

nier organe est une poche membraneuse, extensible et contractile, cachée au fond du bassin aerrière les os du pubis, et communiquant avec l'extérieur par l'*urètre*, conduit plus large et plus court chez la femme que chez l'homme, entouré dans le sexe masculin seulement de la glande *prostate*.

87. L'*urine*, dans son parcours des reins à la vessie, est d'abord chassée par la contractilité des uretères. En s'accumulant dans ce réservoir, elle en distend les parois qui, grâce à la membrane musculaire dont elles sont pourvues, reviennent sur elles-mêmes, aidées, au besoin, de la contraction des muscles abdominaux. Enfin elle s'épanche au dehors, après avoir vaincu la résistance qu'oppose à sa sortie intempestive un *sphincter* ou anneau circulaire qui embrasse l'orifice vésical de l'urètre. Lorsqu'on ne cède pas à temps au besoin d'évacuation qui se fait sentir alors très-douloureusement, la vessie, dilatée outre mesure, ou bien se débarrasse de son contenu nonobstant les efforts de la volonté ; ou, tout au contraire, perd son ressort, et ne parvient à se vider que incomplètement, si même elle ne reste pas ensuite paralysée.

D'autres fois elle tolère impatiemment l'urine et l'expulse à de très-courts intervalles. La pression que exercent sur elle les tumeurs abdominales et le produit d'une grossesse avancée; le rire, l'éternument, la toux, donnent lieu fréquemment à des excrétions involontaires, favorisées d'ailleurs chez la femme par l'absence de sphincter et par les dimensions du canal de l'urètre.

88. L'*urine* est un liquide purement excrémentitiel, c'est-à-dire expressément consacré à l'évacuation des principes aqueux, salins et azotés, provenant des aliments et de la décomposition des tissus. Elle contribue activement à l'élimination des substances métalliques et toxiques introduites dans l'organisme. La quantité d'urine sécrétée est subordonnée à l'abondance des boissons, d'une part, et de l'autre, à l'élévation de la température et aux sueurs qu'elle provoque. En moyenne, on peut l'estimer à 1250 grammes par vingt-quatre heures. Elle contient environ quatre-vingt-quinze pour cent d'eau; l'*urée*, l'*acide urique* et les *urates* (le *guano* n'est guère autre chose qu'un urate d'ammoniaque),

y sont dans la proportion de deux et demi pour cent, soit vingt-huit ou trente grammes dans les 1250 grammes évacués chaque jour. Enfin elle entraîne au dehors, dans le même laps de temps, de quatorze à quinze grammes de sels de sodium, de potassium, d'ammoniaque et de chaux. Le *gravier*, les *calculs urinaires* sont formés de ces éléments qui, réunis en noyaux plus ou moins volumineux, ne cessent de s'accroître des couches successives qu'ils reçoivent pendant leur séjour dans la vessie. D'autres fois ce sont des corps étrangers introduits dans ce viscère qui constituent le centre autour duquel se déposent les matières salines contenues dans l'urine. Le plus ordinairement, les pierres ou calculs vésicaux sont composés de matériaux divers, tandis que le gravier provenant des reins, et dont le parcours le long des uretères est quelquefois si douloureux (*coliques néphrétiques*), est presque toujours exclusivement formé d'un seul principe, l'acide urique le plus souvent. Il importe, pour prévenir la formation de ces incommodes et dangereuses concrétions, d'augmenter les boissons le plus possible, dès qu'on aperçoit dans les urines les premières traces de gravier. On doit en même temps réduire l'alimentation animale qui favorise la production de l'urée dans l'économie.

89. Dans maintes circonstances, on trouve dans l'urine une quantité plus ou moins considérable de sucre ou glycose. On désigne sous le nom de *diabète sucré* la maladie ou plutôt les divers états pathologiques souvent très-obscurs dans lesquels ce symptôme paraît prédominant. La sécrétion urinaire devient alors extraordinairement copieuse : on l'a vue s'élever jusqu'à vingt-cinq kilogrammes dans les vingt-quatre heures. Et comme cette augmentation porte principalement sur l'eau soustraite au sang, la soif est inextinguible et l'appétit généralement très-développé. Quant à la proportion du sucre, elle varie de deux à cent quarante grammes par litre, d'où il résulte que tel malade en peut produire au delà de trois kilogrammes par jour. On sait aujourd'hui que le sucre des diabétiques est fabriqué par le foie et non par les reins, dont le rôle consiste uniquement à le soustraire à la circulation. Il en est autrement de l'albumine que

contient l'urine dans la maladie de Bright ou *albuminurie*, affection due à l'altération profonde et irrémédiable des reins, mais en dehors de laquelle on rencontre de loin à loin des urines albumineuses qui n'ont rien d'alarmant.

90. Le *foie* est le plus volumineux des organes sécréteurs. Il se compose de lobules colorés en jaune par la bile déjà sécrétée, et en rouge par le sang contenu dans les vaisseaux qui lui proviennent, les uns des veines de l'intestin et de la rate, les autres de l'artère hépatique. Telle est la double source des matériaux qui entrent dans la composition de la bile. Des expériences et des calculs auxquels se sont livrés les physiologistes, il résulte qu'un homme du poids de soixante-cinq kilogrammes sécrète en vingt-quatre heures environ un kilogramme de ce fluide, qui rentre en majeure partie dans l'économie au moyen de l'absorption intestinale; mais dont une autre partie, évacuée avec les excréments, leur communique la couleur brune qui les caractérise.

On a cru jusqu'à ces derniers temps que la bile était le seul produit sécrété par le foie; il est aujourd'hui démontré que ce viscère engendre et contient à l'état normal une quantité de sucre qu'on estime à vingt ou trente grammes, et qui, versé dans les veines et transmis par le cœur aux poumons, y subit, en se combinant avec l'oxygène de l'air inspiré, une double transformation dont le résultat, acide carbonique et eau, s'échappe ensuite par les différentes voies d'exhalation et de sécrétion.

91. Les membranes closes, séreuses et synoviales, ainsi que les membranes muqueuses, sont continuellement humectées d'un fluide de composition diverse et destiné, dans les premières, à favoriser le glissement des parties en contact. Quand la sérosité se sécrète trop abondamment, ou lorsqu'elle cesse d'être résorbée, ainsi qu'il arrive dans certaines maladies des séreuses, elle s'accumule au point de constituer *l'hydropisie*, affection qu'on observe bien souvent dans l'abdomen, dans la cavité des plèvres, dans l'enveloppe du cœur, etc.; et dont l'évacuation du liquide épanché ne procure la guérison, que autant que la cause première du mal a disparu; dans le cas contraire la sérosité se

reproduit bientôt et sans relâche. Les surfaces articulaires des os sont revêtues de membranes de nature séreuse dites *synoviales* parce qu'elles sécrètent la *synovie*, liquide albumineux qui, dans nos jointures, remplit le rôle du graissage des machines. La synovie en s'accumulant dans une articulation, celle du genou par exemple, produit une sorte d'hydropisie qu'on appelle *hydarthrose*.

92. Semblable collection ne peut avoir lieu relativement aux muqueuses, dont les ouvertures rejettent au dehors les produits au fur et à mesure de leur sécrétion. Le *mucus* (phlegmes, glaires, mucosités) est tantôt plus épais et moins abondant, tantôt plus copieux et plus liquide, suivant le degré d'activité sécrétoire de la muqueuse où on l'observe. L'inflammation de la pituitaire, *coryza*, rhume de cerveau, détermine d'abord un flux continu de liquide aqueux, qui petit à petit se condense en humeur visqueuse, adhérente, et dont on a peine à se débarrasser. Dans l'intestin sain et bien portant, le mucus ne se produit que dans la proportion qu'exigent ses usages, qui consistent à s'étendre comme un vernis protecteur à la surface interne du canal digestif, et à favoriser le cours des matières.

Mais qu'il survienne une *entérite*, une inflammation : une abondante rosée inonde l'intestin, entraînant avec elle et la bile et les autres sécrétions qu'elle rencontre et les substances alimentaires incomplétement digérées ; il y a *diarrhée*. Au contraire, si les sécrétions sont rares, si les liquides sont trop exactement absorbés, le résidu de la digestion se dessèche et s'amasse ; il y a *constipation*. Par l'emploi des purgatifs, nous ne faisons que provoquer un surcroît de sécrétion tout le long du tube intestinal, et, subsidiairement, appauvrir le sang des matériaux qu'il cède aux appareils sécréteurs surexcités.

ASSIMILATION

93. Le but final des fonctions que nous venons d'étudier est de pourvoir au renouvellement, à l'entretien des éléments solides et liquides de l'organisme. Cette transformation continue et

insensible de nos tissus s'opère au moyen de leur imprégnation par la partie fluide du sang qui transsude au travers des parois des réseaux capillaires. Les globules sanguins ne sortent des vaisseaux où ils naissent et se développent, que dissous dans le liquide nutritif, aussi nommé *suc nourricier*, lymphe plastique, lymphe coagulable. Aussitôt que cette essence nourricière se trouve en contact avec la fibre vivante, elle se convertit en granulations élémentaires qui, mues par une sorte d'attraction, se constituent en cellules organiques bientôt identifiées avec les divers tissus de l'économie. La fibrine, une fois hors de la circulation, se solidifie, et concourt plus particulièrement à la réparation du système musculaire en s'y incorporant. L'albumine entre pour une bonne part dans la constitution des autres tissus qui se l'assimilent. On appelle *aliments plastiques* les matières albuminoïdes ou azotées, en un mot les substances chimiquement identiques avec celles qui forment le corps humain, les distinguant ainsi des aliments non azotés destinés à être décomposés, brûlés pendant l'acte de la respiration, et qu'on nomme en conséquence *respiratoires* ou *thermogènes*, générateurs de chaleur.

94. Ceux-ci comprennent les parties féculentes de l'alimentation absorbées à l'état de glycose, et les matières grasses absorbées en nature. Les unes et les autres, ainsi que nous l'avons vu déjà, finissent par disparaître après avoir été converties, dans leur combinaison avec l'oxygène, en eau et en acide carbonique. Néanmoins ces principes ne sont pas rejetés en totalité. Les féculents non détruits par la combustion pulmonaire peuvent se transformer en graisse après avoir passé par l'état de glycose, et se déposer, ainsi que les substances grasses elles-mêmes, dans les aréoles du tissu cellulaire répandu dans tout l'organisme. Telle est l'origine des amas *adipeux* (graisseux), de l'*embonpoint*, si considérable et si difficile à modérer chez quelques-uns, si minime au contraire chez certaines personnes qui restent maigres toute leur vie, quoique digérant parfaitement bien et jouissant d'une excellente santé. C'est donc avec beaucoup de raison que l'auteur de la physiologie du goût signale comme étant les plus propres

8.

à nous faire engraisser les aliments où se trouvent réunis les farineux et les corps gras, la pâtisserie au beurre : brioche, croûte de pâté, galette et autres. Lorsque les dépôts adipeux doivent rentrer dans la circulation pour suppléer à l'insuffisance des aliments thermogènes, ils subissent préalablement, dans l'intimité des organes, une décomposition telle, qu'il ne se retrouve aucune trace de graisse dans les vaisseaux qui charrient les matériaux de résorption. Les boissons favorisent l'embonpoint en facilitant les transformations de la fécule.

95. Ainsi, l'homme requiert à la fois un régime azoté, destiné à remplacer incessamment les molécules éliminées par des molécules de même nature; et un régime non azoté, spécialement chargé de pourvoir à l'entretien de la chaleur animale : la proportion dans laquelle ces deux régimes doivent se combiner s'estime ainsi : aliments plastiques, une partie; aliments respiratoires, trois parties. Le sel et l'eau ne sont pas moins nécessaires à notre existence; tous les animaux recherchent le sel (*chlorure de sodium*) et le corps humain en possède norma-

lement de deux cents à deux-cent-cinquante grammes qu'il importe de tenir au complet, nonobstant les déperditions qu'il subit. Quant à l'eau, ce véhicule, ce dissolvant général, cette partie constituante de toutes nos humeurs, de tous nos tissus, il suffit, pour en apprécier l'extrême utilité, de se rappeler que le corps d'un homme en retient soixante-quinze parties, contre vingt-cinq parties de substances solides supposées à l'état sec; et que, en additionnant les doses moyennes de liquide qui s'échappent en vingt-quatre heures par les urines, par l'évaporation cutanée et pulmonaire, et par les selles, la quantité d'eau rendue ainsi s'élève à deux mille cinq cents grammes, dont les quatre cinquièmes proviennent des aliments et des boissons, le reste ayant sa source dans les combinaisons de l'oxygène de la respiration avec l'hydrogène des substances organiques métamorphosées dans le travail de la nutrition.

96. Si l'on se demande quelle quantité d'aliments est nécessaire à l'homme fait, pour les besoins de l'assimilation nutritive, il convient d'abord de reconnaître les différences que appor-

tent la stature, le genre de vie et la température. Mais en supposant qu'il pèse soixante-cinq kilogrammes, et qu'il vive dans nos climats tempérés, on peut conclure d'expériences nombreuses que sa ration quotidienne devra représenter la vingtième ou la vingt-cinquième partie de son poids, et se composer conséquemment d'une masse d'aliments mixtes, pesant ensemble de deux mille cinq cents à trois mille grammes, comprenant: pain, mille grammes, viande, trois cents grammes, boissons, mille grammes au moins. A cette somme d'ingestion correspond la somme égale des pertes réalisées en évacuations et en exhalations de toutes sortes. Toutefois, la ration normale, telle que nous venons de l'établir, se trouve souvent supérieure aux besoins des personnes qui vivent de peu, quoique douées d'un embonpoint satisfaisant; tandis qu'elle est tout à fait insuffisante pour les individus affectés de cet excessif appétit connu sous le nom de *boulimie*. Il est mort récemment à la Salpêtrière une femme qui, dès sa première enfance, avait manifesté des dispositions de ce genre; elle mangeait quatre fois plus que les enfants de son âge. Adulte, elle ne consommait jamais moins de six kilogrammes d'aliments par jour ; mais parfois il lui fallait pour assouvir sa faim dix, douze et jusqu'à seize kilogrammes de nourriture en vingt-quatre heures.

L'homme ne saurait supporter longtemps la privation totale d'aliments ; il peut mourir d'*inanition* au bout de quatre jours, ou survivre, dans quelques cas rares, dix, quinze et vingt jours. Les enfants, les gens maigres, succombent promptement. Lorsque les aliments solides manquent seuls, la vie se prolonge parfois beaucoup, surtout s'il y a repos absolu et séjour au lit. Avant que la mort ne survienne, les mouvements respiratoires se ralentissent, le pouls s'affaiblit, le cœur bat mollement contre les parois thoraciques ; le sang se dépouille de ses globules et devient visqueux ; la température du corps s'abaisse graduellement. Tandis que l'absorption redouble d'activité, les sécrétions diminuent partout. L'estomac vide et sec se contracte sur lui-même, et si, les secours arrivant, des aliments lui sont confiés prématurément, il les rejette par le vomissement jusqu'à ce que le sang régénéré lui fournisse de nouveau les éléments du suc gastrique. Les troubles du système nerveux sont caractérisés par des hallucinations, du délire, de l'insomnie, avec des intervalles de stupeur et d'abattement.

FONCTIONS DE RELATION

97. L'homme exerce ou subit des rapports continuels et nécessaires avec les corps qui l'environnent, par l'intermédiaire de quatre appareils d'organes accomplissant quatre ordres de fonctions distinctes qui sont : les sensations, l'innervation, les mouvements, et la voix.

SENSATIONS

Les *sensations* dont nous avons à nous occuper ici ne sont pas celles qui, provenant de l'intimité de nos organes, nous éclairent sur nos besoins et nos souffrances intérieures ; mais bien les sensations externes, les impressions variées, reçues du dehors et de nous-mêmes, nous avertissant de la présence des objets extérieurs, et nous fournissant les moyens de les distinguer, de les rechercher ou de les éviter. Elles ont pour agents *cinq sens* ou appareils sensoriaux proprement dits, formés d'organes extérieurs doués de propriétés physiques en rapport avec les propriétés des corps ambiants ; et de nerfs qui reçoivent les impressions et les transmettent au cerveau.

VISION

98. La *vision* ou la vue est le sens le plus compliqué, le plus étendu, le plus prochainement utile à l'esprit. Elle fait reconnaître, à des distances souvent fort considérables, la grandeur, la figure, la couleur, le nombre, l'éloignement, l'état de repos ou de mouvement des corps, sous l'influence d'un intermédiaire émanant des corps lumineux, du soleil, des corps en ignition ou phosphorescents, la *lumière*, fluide excessivement subtil, composé de molécules rayonnant en cônes divergents, et qui se meuvent avec une extrême rapidité qu'on estime être de trois cent mille kilomètres par seconde.

La vue s'exerce au moyen d'organes extrême-
ment sensibles et délicats, logés au fond d'une
cavité osseuse appelée *orbite*, et protégés d'a-
bord pas les *sourcils*, partie exclusivement propre
à l'homme, dont la saillie, susceptible d'augmentation par le froncement, préserve l'œil des
sueurs du front, en même temps que les poils
dont ils sont garnis amortissent l'impression
d'une lumière trop vive et surtout de celle venant d'en haut.

Au dessous du sourcil, le globe oculaire est
recouvert par les *paupières*, voiles mobiles destinés à le soustraire momentanément, dans le
sommeil et pendant la veille, au contact des
corps étrangers, à l'action trop prolongée de
l'air, à l'effet d'une lumière trop vive, non seulement par leur occlusion plus ou moins complète et quelquefois spontanée, mais aussi par
le croisement des cils qui tamisent la lumière au
besoin, et qui protègent l'œil tout en permettant un certain écartement des paupières. Celles-
ci sont munies sur leurs bords d'un grand nombre de petits corps folliculeux dit : *glandes* de
Meïbomius qui sécrètent une humeur destinée à

rendre les frottements plus faciles et plus doux ; elle produit la chassie lorsqu'elle est épaissie et séchée. A l'angle interne de l'œil, se voit un corps saillant, arrondi, peu volumineux, d'une coloration plus ou moins rosée suivant l'énergie des forces générales, formé de la réunion de sept ou huit follicules, ayant les mêmes usages que les glandes de Meïbomius : c'est la *caroncule lacrymale*.

99. En outre, il existe dans une petite fossette creusée à la partie antérieure et externe de l'orbite un autre organe sécréteur qu'on appelle *glande lacrymale*, et qui verse les larmes sous la paupière supérieure vers son extrémité externe. Ce fluide plus ou moins abondant se répand sur toute la surface de l'œil dont il facilite les mouvements ; puis il est absorbé par deux très-petites ouvertures, les *points lacrymaux*, situées près du bord de chaque paupière, dans le voisinage de la caroncule. Ces points sont les orifices de deux canaux étroits, les *conduits lacrymaux*, aboutissant ensemble ou isolément au *sac lacrymal* placé sous la peau, dans le grand angle de l'œil, et se continuant sous le

nom de *canal nasal* jusqu'au méat inférieur des fosses nasales. Dans l'état normal, les *larmes*

VOIES LACRYMALES.

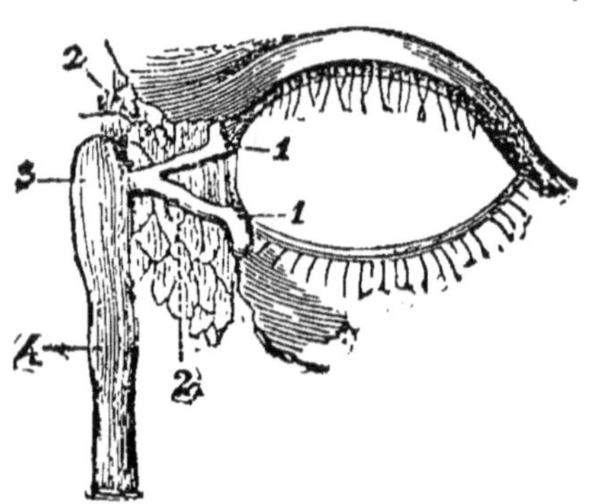

1, 1. Points lacrymaux.	3. Sac lacrymal.
2, 2. Conduits lacrymaux.	4. Canal nasal.

étendues par le clignement des paupières à la surface de l'œil s'évaporent au contact de l'air, et ne descendent guère dans le nez. Mais, sous l'influence des sentiments, elles affluent plus abondamment, recouvrent l'œil d'une couche humide, plus épaisse, qui modifie infiniment l'expression du regard, et se répandent en *pleurs* le long des joues, les conduits lacrymaux ne suffisant plus à leur déversement dans les voies nasales. Le même effet se produit toutes les fois que l'œil est irrité accidentellement, ou que le canal nasal est obstrué par une circonstance quelconque. Souvent alors le sac lacrymal trop distendu s'enflamme, s'amincit et se perfore. On appelle *fistule lacrymale* le pertuis d'où les larmes s'échappent incessamment sur la joue.

100. La *conjonctive* est une membrane muqueuse qui relie le globe oculaire à l'appareil protecteur dont nous venons de voir les usages, et dont l'ensemble est désigné quelquefois sous le nom de *tutamina oculi*. Lisse, toujours humide, c'est elle que nous apercevons lorsque l'œil s'ouvre ou lorsqu'on renverse les paupières. Elle possède la faculté d'absorber à tel point, qu'on peut empoisonner un animal en déposant à sa surface des substances vénéneuses. On croit généralement qu'elle recouvre toute la face antérieure du globe, même la *cornée transparente*, cette portion de l'œil convexe en avant, concave en arrière, que sa forme, sa transparence et son mode d'insertion ont fait comparer assez justement au verre d'une montre. Le reste de l'enveloppe extérieure, à peu près sphérique,

consiste en une coque membraneuse épaisse, résistante, de nature fibreuse, donnant insertion aux muscles qui meuvent l'œil, et tapissée intérieurement de la *choroïde*, membrane imprégnée d'une matière noire qui absorbe la lumière, après que celle-ci a impressionné la *rétine*. Cette enveloppe est la *sclérotique*, ou cornée opaque.

101. Derrière la cornée proprement dite, est un espace désigné sous le nom de *chambre antérieure*, limité en arrière par l'iris, et rempli d'un fluide très-limpide qui transsude après la mort, et devient ainsi la cause d'un affaissement et d'une opacité caractéristiques : c'est l'*humeur aqueuse*. L'*iris* sépare la chambre antérieure de la postérieure, laissant entre elles une libre communication au moyen de la *pupille* ou prunelle, ouverture à peu près centrale, incessamment variable dans ses dimensions, par l'effet de la contraction et de l'expansion alternatives de l'iris, plus dilatée dans l'obscurité, plus resserrée en présence d'une lumière vive. L'iris doit son nom aux variétés de sa coloration qui dépend tout à la fois de la couleur propre de son tissu, et de la

couche noire de sa face postérieure qui perce plus ou moins à travers l'iris. Les yeux sont bleus, lorsque cette cloison membraneuse se

COUPE HORIZONTALE DE L'ŒIL.

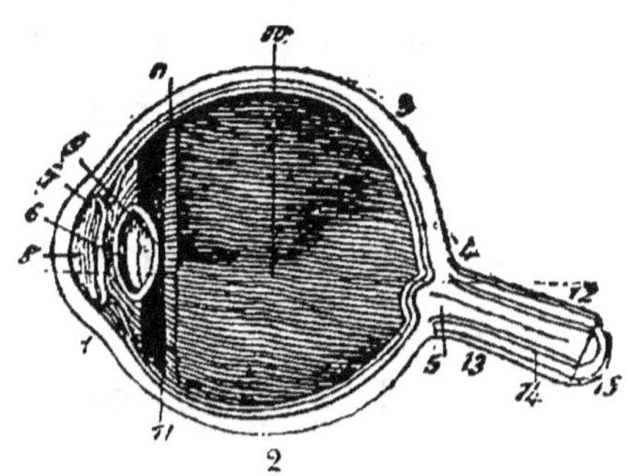

1. Point de jonction de la sclérotique et de la cornée transparente.
2. 3. 4. La sclérotique.
5. Ouverture par laquelle passe le nerf optique.
6. Face antérieure du cristallin.
7. L'iris.
8. La chambre antérieure.
9. Face postérieure du cristallin.
10. Chambre postérieure occupée par le corps vitré, et tapissée de la rétine vue au travers de ce corps.
11. 11. Limites de la rétine en avant.
12. 13. 14. Enveloppes du nerf optique.
15. Coupe de ce nerf.

trouve être presque blanche, et qu'elle laisse apparaître l'enduit noir atténué seulement dans sa teinte. Dans le fœtus jusqu'à sept mois environ, la pupille est fermée par une membrane grisâtre qui empêche toute communication d'une chambre à l'autre.

102. A très peu de distance en arrière de l'iris, est placé le *cristallin* qu'on a comparé à une lentille de cristal à cause de sa forme et de sa limpidité. Lorsqu'il devient opaque, accidentellement ou par sénilité, il constitue l'obstacle à la vision connu sous le nom de *cataracte*; l'obstacle écarté par une opération chirurgicale, la vue revient, sauf emploi de lunettes convexes destinées à le remplacer.

Les trois quarts postérieurs de la cavité du globe oculaire sont occupés par le *corps vitré*, masse parfaitement transparente, même dans l'âge avancé, tremblante comme une gelée, dans la face antérieure de laquelle est enchassé le cristallin, et que revêt sur la presque totalité de son étendue une membrane, la *rétine*, qui reçoit l'épanouissement des filets dont est composé le nerf optique. Enfin, entre la rétine et la sclérotique existe une troisième membrane, la *choroïde*, enduite du côté de la rétine d'une substance noire qu'on nomme le *pigment*, et qui fait l'office de cet enduit noir aussi qu'on étend à l'intérieur de tous les instruments d'optique. Il a pour usage d'absorber, d'annuler les rayons lumineux dont le retour, la réfléxion sur la rétine, jetterait une grande confusion dans l'acte de la vision. C'est parce qu'ils manquent de pigment que les albinos ont la vue très-imparfaite.

Les yeux sont placés chez l'homme à la partie la plus élevée du corps, et tournés en avant de manière à lui permettre d'apercevoir en même temps des deux yeux un même objet. Les quadrumanes et les chouettes ont seuls une conformation analogue. Ces organes sont mus par différents muscles qui les dirigent en tous sens conjointement, et conformément à la volonté.

103. L'œil, tel que nous venons de le voir disposé, n'est autre chose qu'un instrument de *dioptrique* le plus parfait qu'il soit, une véritable chambre obscure au fond de laquelle les *rayons lumineux* qui y sont introduits viennent tracer une image des objets qui les projettent. Le mécanisme de la vision est donc purement physique; la perception seule est vitale. De tous les

points d'un corps visible, affluent d'innombrables particules de lumière figurant un cône dont la base vient frapper la cornée. Une partie de cette lumière est réfléchie : elle donne à l'œil son brillant, et forme les images qu'on y aperçoit comme devant un miroir convexe. L'autre partie, en traversant la cornée et l'humeur aqueuse, est rapprochée en un cône disposé en sens inverse du premier, et dont les rayons qui passent par la pupille servent seuls à la vision, les autres étant réfléchis par l'iris dont ils signalent la couleur. Les rayons lumineux, de divergents qu'ils étaient dans le premier cône, deviennent de plus en plus convergents en traversant le cristallin et le corps vitré qui, de même que la cornée et l'humeur aqueuse, sont de véritables verres destinés à opérer des réfractions, dont le résultat commun est de diriger ces rayons, réunis en un foyer, sur la rétine où ceux-ci tracent en raccourci une image exacte des corps visibles ; seulement cette image s'y produit dans une position renversée. En effet, tandis que les rayons projetés par le milieu de l'objet vont aboutir au centre de la rétine, ceux qui partent d'en-bas et ceux qui viennent d'en-haut se portent, les uns à la partie supérieure, les autres à la partie inférieure de cette membrane. Comment donc ne voyons-nous pas les objets renversés ? C'est que le cerveau ne perçoit pas seulement l'image tracée sur la rétine, mais qu'il reçoit en même temps la notion de la direction suivie par les rayons lumineux en remontant jusqu'à l'objet d'où ils émanent, et qu'il replace ainsi les corps dans leur position normale.

104. L'image d'un corps se produisant dans chacun des deux yeux, il semble que nous devrions voir les objets doubles. C'est ce qui arrive en effet lorsque, par une circonstance quelconque, dans le *strabisme* par exemple, les deux axes visuels ne viennent point se réunir en convergeant sur le corps qu'on regarde. En d'autres termes, il faut pour que la vision opérée par les deux yeux soit simple et non pas double, que les images soient reçues sur des points identiques des deux rétines. Si donc, pendant que vous fixez un objet, vous déplacez l'axe optique d'un œil en le pressant du bout du doigt, les deux images ne portant plus sur les parties

correspondantes des deux rétines, chacun des yeux transmet au cerveau une impression séparée. Ou bien encore : portez entre les deux yeux, à la racine du nez, l'une des extrémités d'un petit bâton suffisamment long; puis, fixez vos regards sur un point quelconque de sa longueur où se fera la réunion des deux axes visuels : au delà de ce point, il vous semblera double et bifurqué, tandis que en deçà vous continuerez à le voir simple. Dans ces conditions, la fusion des impressions doubles en une seule impression perçue par le cerveau, s'explique par l'entre-croisement des nerfs optiques, dont chacun fournit à la fois, par son expansion dans les rétines, la moitié interne de l'une et la moitié externe de l'autre. D'où résulte que les points identiques dans les deux yeux correspondent à un même nerf optique, et conséquemment à un même côté du cerveau. Cette disposition anatomique explique aussi ce qui se passe dans la paralysie partielle des rétines, où le malade ne voit que la moitié droite ou la moitié gauche des objets. Le *stéréoscope* que tout le monde connaît a été primitivement imaginé pour démontrer les conditions de la vue simple avec les deux yeux.

C'est le *nerf optique* seul, dont nous venons de signaler l'entre-croisement partiel, qui transmet au centre nerveux les impressions de la rétine. Les autres nerfs que l'œil reçoit ont des fonctions bien distinctes : ils président à l'action des muscles qui meuvent en tous sens le globe oculaire.

105. Quoique la vision s'exerce ordinairement par les deux yeux, il est pourtant des cas où il est avantageux de n'employer qu'un seul de ces organes, par exemple lorsqu'il s'agit de juger sainement de la situation d'un corps par rapport à nous : nous fermons un œil pour tirer un coup de fusil, pour disposer une série de corps de niveau sur une ligne droite, ou pour nous servir utilement d'une lunette dont l'aide apporte entre les deux yeux une inégalité qui nuirait à la vue. Le *strabisme* reconnaît quelquefois la même cause, l'œil le plus faible se déviant pour éviter le trouble que produirait une action trop inégale des deux organes.

L'homme peut voir à des distances diverses,

toutefois il existe, pour chaque individu, une distance à laquelle la vision a son maximum de netteté. Le point le plus favorable est celui où la réunion des rayons lumineux sur la pupille s'opère le plus aisément et le plus complétement. On est *myope* si le point visuel est très-rapproché; *presbyte* s'il est très-éloigné. Ces défauts opposés provenant de l'excès ou de l'insuffisance de la sphéricité du globe, se corrigent par l'emploi de verres concaves ou convexes au dégré convenable à chacun.

106. L'œil est une des parties qui se forment les premières dans le fœtus : on l'aperçoit de très-bonne heure sous l'aspect d'un double point noir. Avant la naissance, les paupières sont rapprochées et comme collées. Le nouveau-né, sans distinguer encore les objets, recherche la lumière et les couleurs éclatantes. Bientôt, d'essais en essais, d'erreur en erreur, la vue se développe et se perfectionne par une véritable éducation. La vieillesse apporte à l'exercice de la vision plusieurs causes de détérioration. La plus générale est la diminution des humeurs de l'œil, et par suite l'aplatissement de celui-ci,

la réfraction amoindrie, l'obligation d'éloigner les objets pour maintenir sur la rétine le foyer des rayons lumineux, et finalement, la nécessité de recourir aux lunettes. Quelques myopes au contraire doivent à ce dessèchement que l'âge amène, l'avantage de pouvoir se passer des verres qui leur étaient primitivement indispensables. En même temps, le cristallin perd de sa transparence, il devient même trop souvent opaque au point d'occasionner la cécité par cataracte. Enfin, la sensibilité de la rétine et du centre nerveux s'affaiblit graduellement ou s'abolit tout-à-fait : Cette paralysie constitue l'*amaurose* ou goutte sereine, maladie presque toujours incurable.

AUDITION.

107. L'ouie ou l'*audition* est la sensation par laquelle on acquiert la notion des sons.

Le *son* est l'impression produite sur l'organe de l'ouie par les *vibrations* des corps, vibrations qui se transmettent par l'intermédiaire du milieu environnant. L'air est le véhicule le plus ordinaire de ces vibrations ou oscillations sonores qui, dans leur libre trajet au travers des couches de ce fluide qu'elles déplacent successivement, s'affaiblissent de plus en plus et s'épuisent par la résistance qui leur est opposée. Mais si l'intensité du son décroît rapidement lorsque celui-ci n'est point gêné dans son essor, elle se conserve au contraire et s'accroît dans des conditions inverses. C'est ce qui a lieu quand les *ondes sonores* s'engagent dans un tube cylindrique, ou qu'elles se propagent au travers de corps très-élastiques, tels que les métaux, le bois, l'air condensé.

A l'air libre, le son se propage en tous sens, formant des cônes sonores analogues à ceux que forme la lumière, si ce n'est que les cônes lumineux opèrent un véritable mouvement de transport, tandis que dans les ondes sonores les molécules n'éprouvent qu'un mouvement d'oscillation. La vitesse de sa marche est estimée à trois cent trente-deux mètres par seconde. Il se réfléchit comme la lumière lorsqu'il rencontre un corps qui lui fait obstacle. Et, si le plan réflecteur se trouve à une distance d'au moins seize à vingt mètres, il se produit un phénomène qu'on nomme *écho*. Plus la distance est grande, plus sont nombreuses les syllabes répétées par l'écho, le son ayant alors tout le temps nécessaire à son retour au point d'émission.

108. L'appareil destiné chez l'homme à la perception des sons se compose de l'*oreille externe* ou pavillon, de l'*oreille moyenne* ou caisse du tympan, de l'*oreille interne* ou labyrinthe, et du *nerf acoustique*. Le *pavillon* formé d'un fibro-cartilage souple, élastique, et plus ou moins dirigé en avant, rassemble les rayons sonores et les transmet au conduit auditif, qui les reporte aussitôt à la membrane du tympan, laquelle à son tour les transmet à l'air contenu dans la caisse de ce nom, et à une petite chaine osseuse que de tout petits muscles meuvent de manière à tendre ou relâcher les membranes auxquelles elle aboutit. La *caisse du tympan* et les *osselets* constituent l'oreille moyenne; l'air extérieur y arrive et s'y maintient à la pression convenable grâce à la *trompe* ou *canal* d'*Eustachi*, lequel s'ouvre dans l'arrière-bouche, et dont l'oblité-ration cause la surdité, tandis que l'intégrité de

la membrane du tympan est beaucoup moins nécessaire au mécanisme de l'audition. Quant à l'oreille interne, elle se compose de plusieurs

APPAREIL DE L'AUDITION.

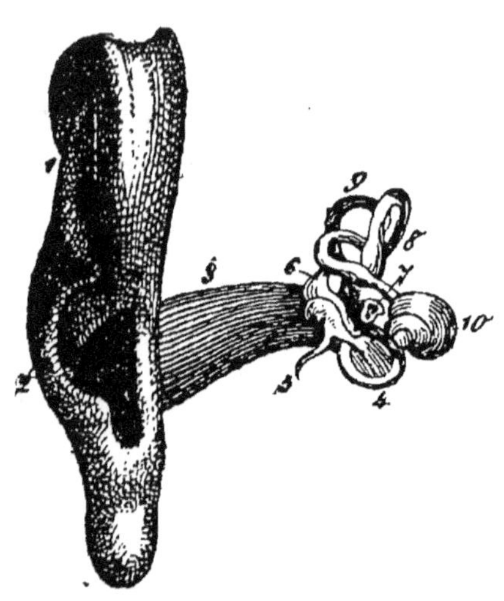

1. L'oreille externe.
2. La conque et l'orifice du conduit auditif.
3. Le conduit auditif externe.
4. La membrane du tympan.

5. 6. 7. Osselets de l'oreille moyenne.
8. Le vestibule.
9. Les canaux demi-circulaires.
10. Le limaçon.

cavités, le *limaçon*, les *canaux demi-circulaires*, le *vestibule*, creusées dans l'os appelé le *rocher*, et remplies par un liquide dont la présence est indispensable à l'ouie. Enfin, dans chacune de ces cavités pénètre quelque branche du *nerf auditif,* dont le rôle est de recevoir les impressions et de les transmettre au cerveau qui les perçoit avec plus ou moins de promptitude et de finesse. L'ouie est fausse lorsqu'elle ne distingue pas les sons exactement; elle est agréablement impressionnée par certaines combinaisons sonores, tandis qu'elle souffre en recevant les sons aigus. On sait que les ondes sonores très-intenses et très-graves déchirent la membrane du tympan.

109. Les oreilles fonctionnent d'ordinaire avec un ensemble tel que, recevant deux impressions, une seule est perçue par le cerveau. Cependant, lorsque l'un de ces organes est plus fin que l'autre, nous prenons l'habitude de le diriger de préférence vers les rayons sonores que nous voulons recueillir. Il en est de même quand on écoute attentivement; et de plus, comme il arrive alors que d'instinct, sans le savoir, on ouvre largement la bouche, quelques physiologistes ont prétendu que les sons pénè-

trent dans la caisse du tympan par la trompe d'Eustachi, ce que d'autres nient absolument. L'ouïe est susceptible de se perfectionner beaucoup par la culture; et celle-ci peut être relative à l'une ou à l'autre des qualités du son, à sa force, à son ton ou à son timbre. C'est pour cela qu'on rencontre des musiciens presque sourds qui n'en conservent pas moins la perception des nuances aux quelles ils sont fort exercés.

110. Dès la naissance, l'appareil auditif est assez sensible déjà pour que certains bruits occasionnent chez l'enfant des soubresauts bien marqués. Sans doute il lui faut du temps pour se rendre compte de la direction, de l'intensité des sons. Mais ne doit-on pas être émerveillé de la précocité, de la perfection du langage qu'on observe chez quelques-unes de ces petites créatures, et qui supposent nécessairement une appréciation exacte des sons articulés qui leur parviennent? Après s'être développée progressivement, l'ouïe devient dure avec l'âge, ce qu'on attribue tant à la diminution de l'humeur de Cotugno contenue dans l'oreille interne,

qu'à l'affaiblissement de la sensibilité du nerf auditif. On y remédie jusqu'à certain point par l'emploi de divers cornets acoustiques, combinés de manière à réunir et faire pénétrer dans l'oreille le plus grand nombre possible de rayons sonores.

OLFACTION.

111. L'appareil de l'odorat ou de l'*olfaction* est infiniment simple et peu compliqué. Placé sur le chemin que l'air parcourt le plus souvent pour s'introduire dans la poitrine, il consiste principalement en deux grandes cavités symétriques, séparées par une cloison en partie osseuse, en partie cartilagineuse, occupant un espace limité en haut par la base du crâne, en bas par la voûte du palais, en avant par le nez, en arrière par le pharynx où débouche chacune d'elles par une ouverture beaucoup plus grande que celle des narines, leurs orifices antérieurs situés à la base du nez : ces cavités sont les *fosses nasales*. Leurs parois sont très inégales et parsemées de feuillets osseux roulés sur eux-mêmes qu'on nomme les *cornets*. Elles communiquent avec le *sinus frontal*, le *sinus maxillaire*, le *sphénoïdal* et les *cellules ethmoïdales*, creusés, le premier entre les deux lames de l'os du front, le second dans l'épaisseur de l'os maxillaire supérieur, et les autres dans la substance de deux os spongieux qui occupent le centre de la tête. Sinus et cornets paraissent destinés à augmenter l'étendue des fosses nasales, puisque la physiologie comparée démontre que la perfection de l'odorat est proportionnelle à cette étendue. Toutes ces parties sont revêtues d'une membrane muqueuse dite *olfactive* ou *pituitaire*, d'un aspect velouté, garnie à l'entrée, comme toutes les ouvertures naturelles, de poils destinés à arrêter les corps étrangers. Elle sécrète le mucus nasal dont le rôle consiste probablement à fixer et à dissoudre les particules odorantes ; du moins sait-on bien par ce qui se passe dans le *coryza* (rhume de cerveau) que l'odorat est fort affecté soit par l'absence totale de ce mucus, soit par son excès.

112. Comme tous les appareils sensitifs, celui qui nous occupe est mis en communication avec

le centre cérébral par un nerf spécial, l'*olfactif*, dont les filets se répandent sur la pituitaire, particulièrement dans la partie supérieure, la voûte des fosses nasales. Aussi est-ce dans cette région que le sens de l'odorat a le plus de finesse et de vivacité; c'est-là que, par une inspiration prolongée ou répétée coup sur coup, on attire plus abondamment les particules odorantes, dans l'action de flairer, c'est-à-dire lorsqu'on s'applique à recueillir, à apprécier les odeurs, ou bien encore quand on prise du camphre ou du tabac. Un des usages du *nez* est précisément de diriger l'air et les molécules qu'il entraîne, vers la partie supérieure des fosses nasales. Une mauvaise conformation de cet organe, son aplatissement, des narines étroites et dirigées trop en avant, nuisent beaucoup à l'odorat. La privation du nez entraîne presque entièrement la perte de ce sens, qui se rétablit au contraire si l'on adapte un nez artificiel.

113. L'air est le véhicule ordinaire des *corpuscules odorants* qui s'y soutiennent par leur moindre pesanteur spécifique, plutôt que par une agitation spontanée; il les apporte quel-

quefois de très loin. Les *odeurs* ne se propagent point en ligne directe, comme la lumière et le calorique, ni en ondulations, comme les sons ; elles ne sont susceptibles ni de réflexion, ni de réfraction. Leur émanation des corps qui les produisent peut durer très-longtemps, sans que ceux-ci diminuent sensiblement de poids. Elles peuvent être fort incommodes, vénéneuses même, dit-on ; cependant, lorsque l'inspiration de certaines substances détermine des accidents, la plus grande part doit en être attribuée non pas au sens proprement dit, mais à l'absorption concomitante qui s'opère et dans les cavités nasales, et dans l'arrière-bouche, et dans les voies respiratoires. Quoiqu'il en soit, les fleurs odorantes telles que les tubéreuses, le lis, la violette et bien d'autres, doivent être proscrites des appartements clos, surtout des chambres à coucher. Quant aux parfums, on en usera très-discrètement, pour peu qu'on ne veuille s'exposer à toutes sortes de névroses.

L'appareil olfactif est peu développé à la naissance : les cavités sont petites, les sinus n'existent pas encore. L'enfant reste assez longtemps indifférent aux odeurs. L'odorat se perfectionne par la culture, et se conserve en général jusqu'aux derniers moments de la vie. Ce sens est une sentinelle avancée qui prévient l'individu de la présence des corps nuisibles; non-seulement il nous signale les qualités et les vices de l'air que nous respirons, mais surtout il est merveilleusement placé pour éclairer le sens du goût, et reconnaître les aliments dont nous devons faire usage ou nous abstenir.

GUSTATION.

114. Les substances destinées à la nourriture de l'homme doivent préalablement plaire à la vue et surtout à l'odorat, avant d'arriver à la bouche où elles subissent une appréciation moins fugitive. Les unes sont insipides, sans saveur, les autres sont sapides, c'est-à-dire qu'elles produisent sur l'appareil du goût ou de la *gustation,* une impression dont la cause immédiate échappe à nos investigations et qu'on appelle *saveur*. Les saveurs sont très variées et très nombreuses, agréables ou désagréables,

acides, salées, amères, sucrées, etc. Quant aux nuances, chacun les juge à sa manière ; mais on peut dire que, en général, et grâce à la sympathie qui lie ensemble les organes du goût et ceux de la nutrition, les corps alimentaires les plus profitables sont ceux qui nous plaisent le plus.

La *langue* est l'organe principal, non exclusif, de la gustation : les lèvres, le palais, la partie interne des joues, l'arrière-bouche et la gorge y prennent une certaine part, puisque la mutilation de la langue et son absence congénitale n'abolissent pas tout-à-fait le sens du goût. D'autres auxiliaires y apportent aussi leur concours, ce sont : les follicules muqueux répandus sur divers points de la bouche, les *papilles* qu'on remarque à la base de la langue, les amygdales et les glandes salivaires qui entretiennent une souplesse de tissu, une humidité sans lesquelles la sensation s'altère ou s'interrompt ; puis, les dents elles-mêmes, à l'égard des corps sapides qui nécessitent un broyement, une trituration préalables. Enfin, le sens de l'odorat aide puissamment au développement des saveurs : si l'on ferme tout accès dans les fosses nasales aux vapeurs provenant des aliments, ce qui a lieu naturellement dans le rhume ou coryza, l'arome disparaît, le goût devient presque nul ou se restreint aux saveurs sucrées, amères, acides et salées.

115. Le simple contact des corps suffit au développement de la sensation du goût. Celle-ci toutefois est plus ou moins vive et durable, selon la durée du contact, et proportionnément au degré de division, de liquéfaction, de solubilité des substances sapides. On se hâte d'avaler les médicaments dont la saveur déplaît, tandis qu'on savoure avec lenteur les aliments et les boissons agréables. L'exercice perfectionne ce sens comme tous les autres. Voyez l'aspect si différent de ces deux hommes, l'un qui boit et mange avec indifférence, l'autre, le gourmet, qui déguste complaisamment, en pleine connaissance de cause, les objets de sa prédilection. Le chimiste, le distillateur, le cuisinier, acquièrent une précision qui leur permet de saisir des nuances inconnues au vulgaire, et de percevoir à la fois, distinctement, les saveurs multiples qu'ils découvrent dans les corps

composés. Au contraire, l'abus des condiments de haut goût et des boissons alcooliques émousse la sensibilité des organes gustatifs, sur lesquels les saveurs ordinaires n'exercent plus aucune impression. De là, cette funeste propension à passer successivement du vin à l'eau-de-vie, au genièvre, à l'absinthe, au bitter !

116. L'enfant répugne aux saveurs fortes ; il n'aime guère que les substances douces et sucrées. A cela près, il a peu de préférences et d'antipathies ; on le trompe facilement, en changeant la couleur des choses qu'il repousse, ou en les lui présentant différemment. Il n est de même du vieillard chez qui les sens finissent par devenir obtus. Dans quelques maladies des centres nerveux, le goût éprouve des perturbations singulières, des appétences très bizarres. Les maniaques, les idiots mangent machinalement, gloutonnement, sans mesure et sans choix.

Tandis que les appareils sensitifs de la vue, de l'ouie et de l'odorat sont doués chacun d'un nerf spécial qui transmet les impressions au cerveau, celui du goût est desservi collectivement par tous les nerfs qui viennent en grand nombre se distribuer au tégument, à la membrane muqueuse qui revet la langue et la bouche. Cette disposition se retrouve dans le toucher.

TACT ET TOUCHER.

117. Le sens tactile nous fait reconnaître les propriétés physiques des corps mis accidentellement ou volontairement en contact avec une région quelconque de nos téguments. Il comprend le *tact* et le *toucher,* le premier, répandu sur toute la surface du corps, passif et propre uniquement à nous-donner de simples notions de la présence et des qualités générales des objets extérieurs ; le second, s'exerçant au moyen d'organes spéciaux et très-délicats, soumis à la volonté, réservé presque exclusivement à l'homme, et lui permettant de se rendre un compte exact de la forme, des dimensions, des divers dégrés de consistance, du poids, de la température, de l'humidité, de la sécheresse, en un mot de l'état à peu-près complet des corps soumis à ses investigations.

118. C'est la peau qui reçoit presque toutes les impressions tactiles. Elle revêt entièrement la surface du corps humain, sans s'interrompre dans sa continuité, èt fait suite aux membranes muqueuses des cavités intérieures, avec lesquelles on la voit s'identifier à l'entrée des ouvertures superficielles du nez, des yeux, de la bouche, des oreilles et des organes génitaux. L'exquise sensibilité dont est douée l'origine des muqueuses a pour effet de prévenir les introductions frauduleuses et les contacts dangereux. La *peau* est formée principalement par un tissu fibro-cellulaire résistant, blanc ou rougeàtre suivant la quantité de sang qui l'imprègne, et qui comprend à lui seul à peu près la totalité de l'épaisseur du tégument : c'est le *derme* ou *corion*. Il est adhérent aux tissus placés au dessous de lui et dont il représente la forme et les contours. Sa face externe est partout recouverte d'une substance demi-liquide appelée *corps muqueux de Malpighi*, et qui, plus ou moins colorée selon les races, n'est bien apparente que chez les nègres. Plus superficiellement est l'*épiderme*, sorte de vernis sec et défensif qui s'étend

sur le corps muqueux en une couche homogène, insensible, transparente et très flexible. La peau est pourvue d'une infinité de vaisseaux sanguins et lymphatiques, de follicules sécréteurs et de nerfs qui traversent le derme, et vont s'épanouir à sa surface externe. L'épiderme est percé d'une multitude de petits trous, les *pores* de la peau, dont les uns donnent passage aux poils, les autres à la transpiration et à cette humeur huileuse qui enduisent sa surface. Il est perméable et permet ainsi l'absorption, moins aisément toutefois que lorsque le derme est à nu.

119. La peau, considérée comme organe du tact, jouit chez l'homme d'une grande supério rité relative qu'elle doit à sa finesse et à l'absence presque complète du système pileux, circonstance qui la rend très-impressionnable et très-prompte à avertir l'individu des atteintes portées à son bien-être ou à sa conservation. On sait combien le tact est exquis dans certaines régions du corps, aux yeux, aux lèvres, au visage et ailleurs. Les femmes, les enfants ont une sensibilité tactile plus exaltée que les vieillards et les hommes, que ceux surtout que leur

profession expose aux intempéries de l'atmosphère. Les bains, les onctions, le massage,
toutes les recherches du luxe, augmentent encore cette susceptibilité contre laquelle restent
quelquefois impuissants les soins les plus mi-
nutieux, les vêtements les plus réfractaires.

120. L'exercice du toucher est réservé presque exclusivement à la main. Sans doute, en
rapprochant l'une de l'autre les parties dont
la configuration s'y prête, on obtiendrait quelques notions sur les objets saisis entre ces deux
surfaces tactiles ; sans doute encore on a vu des
manchots faire avec les pieds la besogne des
mains les plus adroites. Le pied d'ailleurs exerce
naturellement le toucher dans ses rapports
avec le sol qu'il sert à mesurer. Mais quels
avantages n'a pas la main ! Par sa mobilité
elle atteint les corps à distance, elle les embrasse, les enveloppe, les pèse, les comprime,
les parcourt en tous sens ; par sa finesse, le
poli, la souplesse de son tégument, par les
bourgeons vasculaires et nerveux qui, sous le
nom de *papilles*, garnissent en si grand nombre
la face palmaire et la pulpe de l'extrémité des

doigts, elle apprécie les nuances les plus déli-
cates, les qualités diverses des objets auxquels
s'applique son attention. La langue est quelquefois utile au toucher, mais dans des conditions infiniment restreintes. Le *chatouillement*
est une sensation tactile toute particulière,
ayant quelque chose de convulsif, et qui se
produit plus aisément sur certaines régions que
sur d'autres : les flancs, la plante du pied.

121. Il faut du temps et de l'exercice pour
que le toucher acquière toutes ses perfections.
L'enfant ne les possède pas encore, le vieillard
ne les possède plus qu'imparfaitement. Elles
sont indispensables dans certaines professions,
celle du médecin, par exemple, qui, si souvent
et si profitablement, applique ses facultés tactiles au diagnostic, à la découverte des lésions
les plus obscures et les plus profondes. D'ailleurs, le toucher comparé aux autres sensations
ne jouit d'aucune prérogative exclusive; s'il
contrôle utilement la vision, celle-ci lui vient
en aide à son tour, et le plus souvent le pré-
cède et le dirige dans son action. Les différents
sens s'éclairent et se rectifient mutuellement :

chacun d'eux apporte sa part d'impressions sensitives au cerveau qui les perçoit et les utilise dans un intérêt solidaire.

INNERVATION.

122. Les appareils sensitifs sont reliés au centre nerveux par les *nerfs*, cordons blanchâtres généralement cylindriques, formés de filaments médullaires enveloppés chacun d'une membrane propre (*névrilemme*), ainsi que le nerf lui-même qu'ils constituent par leur réunion. Les nerfs, qu'il faut bien se garder de confondre avec les muscles ou les tendons, ont deux extrémités, l'une interne ou centrale qui se confond avec l'axe cérébro-spinal, l'autre externe ou périphérique par laquelle ils se terminent en pénétrant dans le tissu des organes. Dans leur trajet, ils communiquent entre eux, soit en traversant des renflements arrondis et plats nommés *ganglions*, soit en s'entrelaçant en manière de réseaux ou *plexus*, soit en se justà-posant par *anastomose*. Ils se subdivisent en branches, rameaux, ramuscules qu'ils dis-

tribuent sur leur passage, et dont l'ensemble dépasse sensiblement en volume le tronc primitif. Divisés, même complétement, ils se réunissent et reprennent leurs fonctions, à moins qu'on n'en retranche une longueur telle que les extrémités ne puissent pas se rejoindre en se régénérant. S'il est incontestable que les nerfs sont les conducteurs qui établissent la communication des organes aux centres nerveux et de ceux-ci aux organes, on est loin de savoir comment s'opère cette communication ; l'opinion la plus accréditée suppose l'existence d'un *fluide nerveux*, plus ou moins analogue au fluide électrique, circulant dans tous les sens, et sécrété par la substance nerveuse elle-même. Quoiqu'il en soit de cet impondérable, subtil comme le principe vital et d'essence inconnue, il paraît démontré que, au centre de chaque ramuscule, se trouve un filament dit *cylinder axis,* élément le plus important du nerf et l'agent de transmission des ordres de la volonté, ainsi que des impressions venues du dehors.

123. *L'appareil central* de *l'innervation,* dont

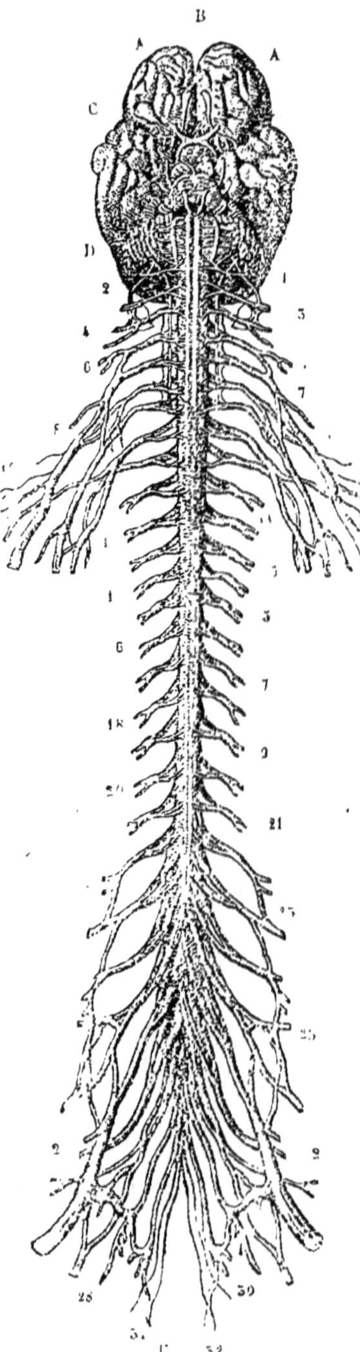

A. A. Le cerveau.

B. Commissure du cerveau.

C. Les lobes du cerveau.

D. Le cervelet.

E. La queue de cheval, faisceau des nerfs lombaires et
sacrés.

De 1 à 9. Les neuf paires de
nerfs de la région cervicale.

De 10 à 21. Les douze paires
de nerfs de la région dorsale.

De 22 à 26. Les cinq paires de
la région lombaire.

De 27 à 32. Les six paires de
la région sacrée.

les nerfs semblent être les prolongements, est
une masse molle et pulpeuse, de texture déli-
cate, renfermée dans la cavité du *crâne* et dans
le *canal vertébral*. On le désigne dans son ensemble sous le nom d'*axe cérébro-spinal*, celui
d'*encéphale* devant être réservé aux portions
contenues dans la tête. Il se compose de trois
parties distinctes quoique continues qui sont :
le *cerveau*, le cervelet et la *moelle épinière*. Le
cerveau remplit presque à lui seul la cavité
crânienne dont il occupe toute la partie antérieure ; le cervelet, beaucoup moins volumineux, est logé en arrière et en bas ; la moelle
s'étend de la base du crâne à la partie inférieure
des vertèbres dorsales.

Le système nerveux est formé partout d'une
multitude de tubes microscopiques, accolés entre eux suivant la direction longitudinale, dans
les nerfs où ils existent seuls, tandis que, dans
les parties centrales, ils circulent au travers de
vésicules ou cellules également microscopiques
avec lesquelles ils entrent en communication.
De ces deux éléments anatomiques, le premier.
les tubes, constitue la *substance blanche* qui

forme la plus grande partie du cerveau dont elle occupe le centre ; la *substance grise,* principalement répandue à la surface, résulte de l'agglomération des vésicules.

124. Dans toute son étendue, l'axe cérébro-spinal est entouré de membranes superposées appelées *méninges,* dont la plus extérieure, la *dure-mère,* de nature fibreuse et résistante, est destinée à protéger la pulpe cérébrale, dans les fissures de laquelle elle envoie des prolongements en forme de cloisons. La plus interne, au contraire, est un simple lacis des vaisseaux nourriciers, subdivisés à l'infini : c'est la *pie-mère.* Entre les deux, tapissant la surface externe de la pie-mère et la surface interne de la dure-mère, s'étend l'*arachnoïde,* feuillet séreux destiné à faciliter, à adoucir les mouvements, et dont l'inflammation, connue sous les noms de *méningite* et de fièvre cérébrale, est si souvent funeste chez les enfants.

125. Le système nerveux n'est pas seulement le siége des perceptions sensoriales ; il est aussi l'organe essentiel de la sensibilité, l'instrument des facultés intellectuelles et affectives, l'agent

incitateur des mouvements volontaires et involontaires ; enfin il exerce une influence notable
et nécessaire sur les fonctions de nutrition.

Les nerfs sont les conducteurs de deux sortes
de courants marchant en sens inverse, l'un remontant des organes vers le centre nerveux,
l'autre émanant de celui-ci pour porter dans
tout l'organisme l'excitation motrice et l'influence vitale, l'innervation. On appelle mixtes
ceux qui servent à ce double usage, parce qu'ils
possèdent tout à la fois des filets *sensitifs* et
des filets *moteurs*. D'autres nerfs sont exclusivement sensitifs, l'optique, l'auditif, l'olfactif,
par exemple, tandis qu'il en est d'uniquement
réservés au rôle de moteurs. Entre ces deux
courants, le système nerveux central conserve
toujours son indispensable coopération, même
lorsqu'il ne donne pas la perception des impressions reçues. Ce phénomène qu'on nomme
action réflexe, parce que alors l'action nerveuse
se réfléchit des filets sensitifs sur les filets moteurs sans que l'individu en soit averti, ce phénomène est très-fréquent dans notre économie ;
il se produit notamment à l'occasion des mou-

vements involontaires et des contractions nécessaires à l'accomplissement des fonctions de
nutrition. C'est encore par l'action réflexe que
s'opèrent les *sympathies,* les réactions d'organe
à organe, qui jouent un si grand rôle dans les
maladies.

126. C'est l'encéphale exclusivement qui reçoit les *sensations,* qu'elles viennent du dehors
par les sens, ou qu'elles aient leur source à
l'intérieur. En lui réside la *sensibilité,* la faculté
de ressentir les besoins, les satisfactions, les
douleurs de toute provenance. Il est le point de
départ des mouvements volontaires, et par conséquent l'organe de la détermination qui les
commande, de la *volition.* Il est le siége des
facultés intellectuelles et *morales,* l'instrument
par le jeu duquel se produisent les idées, les
sentiments, les passions; et c'est principalement dans les *hémisphères cérébraux* qu'ont
lieu ces sublimes opérations, abstraction faite
de *l'âme,* du *quid divinum,* qui préside aux
fonctions de l'intellect, comme d'autres principes non moins mystérieux, non moins incontestables, président à tous les phénomènes de

la vie organique, ainsi qu'aux lois immuables qui régissent le monde, y compris les corps inorganiques eux-mêmes. L'esprit humain, malgré sa notable sagacité, ne peut atteindre à la moindre connaissance des forces qui gouvernent notre univers; la raison nous oblige à les admettre sans en chercher le secret; la foi les fait remonter à l'intelligence suprême, à Dieu ! Bornons-nous à constater : que la production des facultés morales et intellectuelles est fatalement subordonnée à l'intégrité, à la bonne organisation, au fonctionnement régulier du cerveau; que ces facultés sont en général d'autant plus développées, que les hémisphères sont plus volumineux; que la forme de l'organe et ses proportions, le nombre et la profondeur des *circonvolutions* de sa surface, sont des éléments dont on doit tenir compte; que, au-dessous d'un certain degré de développement cérébral, l'homme n'est plus, nécessairement, qu'un idiot; enfin que la prédominance des parties antérieure et supérieure de la tête, surtout lorsqu'elle coïncide avec un angle facial largement ouvert, a de tout temps été le symbole de l'intelligence et de la perfection physique.

Il faut, pour que les sensations soient parfaites, que le cerveau les complète par la *perception*, et qu'il se les approprie par l'*attention*. La sensation une fois perçue et fixée devient une *idée*, et l'idée qui, par la *mémoire*, se rapporte à des sensations passées aussi bien qu'à celles du moment, produit la *comparaison*, la *réflexion*, le *jugement*. Ces facultés infiniment développées chez l'homme sont cependant communes à tous les animaux supérieurs. Le chien n'est-il pas dans ses actes dirigé par la pensée? Ne juge-t-il pas, après souvenir et comparaison, que l'obéissance qui lui procurera une récompense, une caresse, est préférable à la faute qui serait suivie de la punition? Mais l'idée de l'animal est restreinte à la chose qui la fait naître; elle ne saurait s'en détacher, s'abstraire; pour lui il y a bien des corps grands ou petits, chauds ou froids; mais les idées de température ou de volume lui sont totalement étrangères : il n'a que des *idées concrètes*. L'homme seul sépare, dans sa pensée, les qualités de l'être; des attributs des corps, il forme des notions distinctes des corps eux-mêmes : il possède l'*idée abstraite*. Bien plus, dans les opérations de son intelligence, il crée une multitude d'êtres métaphysiques, vice, vertu, gloire, néant, toutes choses dénuées de corps et qui résultent des combinaisons infinies de ses idées. Tel est le privilége qui donne partout à notre espèce une supériorité immense sur les autres espèces ; telle est la faculté qui a permis à l'homme de s'aider, dans ses rapports avec ses semblables, des signes, du langage et de l'écriture.

127. Les *sentiments* dérivent en partie des idées, en partie des instincts. Si les besoins en sont généralement les premiers mobiles, la raison, le jugement, l'imagination les modifient puissamment. Qu'est-ce en effet, que les *instincts?* Des impulsions ayant pour but soit la conservation de l'individu, soit celle de l'espèce. De là les sentiments instinctifs qui nous porteraient comme les brutes à des actes aveugles, irréfléchis, sans choix, s'ils ne s'épuraient sous l'influence morale du cerveau. D'autres sentiments sont purement intellectuels : l'amour de Dieu, la charité. Lorsque les sentiments chez

l'homme dépassent les limites ordinaires, ils deviennent des *passions*, des souffrances, des maladies. Heureusement nous possédons le libre arbitre, autre apanage qui nous permet de nous conduire en hommes, et qui nous rend responsables de nos actions.

128. L'encéphale est-il un, ou bien doit-on le considérer comme l'assemblage d'organes affectés chacun à la production d'un acte moral spécial? Malgré tout ce que la *phrénologie* offre de spécieux, malgré les efforts tentés par de grands esprits pour en faire une science réelle et positive ; tout en reconnaissant que les diverses parties dont se compose le cerveau n'ont pas toutes une égale part d'action en ce qui concerne l'intellect, rien de sérieux n'autorise une pareille attribution des facultés à des organes distincts et déterminés. Le cervelet lui-même, si profondément étudié dans ces derniers temps, ne laisse entrevoir en lui qu'une seule action spéciale qui est la *coordination des mouvements*. Il paraît étranger à la sensibilité générale, aux sensations, aux fonctions cérébrales, ainsi qu'à l'incitation des mouvements volontaires ou ré-

flexes, dont il ne fait que régulariser l'association et la symétrie. On ne lui reconnaît même aucune influence sur l'appareil de la reproduction.

L'importance de l'encéphale serait déjà bien grande s'il n'était autre chose que le siége du *moi* sentant, pouvant, voulant. Mais de plus, au moyen du nerf *pneumo-gastrique*, il exerce une action prochaine sur la digestion et l'absorption, sur les mouvements du cœur et sur la respiration. Enfin, comme système nerveux supérieur, il tient sous sa dépendance tous les autres systèmes nerveux du corps, et par conséquent toutes les fonctions auxquelles ceux-ci président.

129. L'encéphale reçoit à lui seul environ la huitième partie du sang que le cœur projette à chaque contraction de ses ventricules. Si, par une circonstance quelconque, ce fluide ne lui parvient plus qu'en proportion trop minime, arrive aussitôt cet abandon total des forces vitales appelé *syncope*, et qui réclame impérieusement la position horizontale comme moyen propre à rappeler vers la tête le sang resté disponible dans les voies circulatoires. La syncope,

en se prolongeant, mène promptement à la mort définitive dont au reste elle présente déjà l'apparence et l'insensibilité. C'est ce qu'on observe toutes les fois qu'une hémorrhagie considérable a lieu, soit au dehors, à la suite de l'ouverture d'une grosse artère ou d'un accouchement malheureux, soit à l'intérieur, à l'occasion d'une rupture du cœur ou de quelque vaisseau de fort calibre. Quand au contraire, le sang afflue au cerveau trop violemment, en trop grande abondance, la pulpe cérébrale se *congestionne* et se laisse même déchirer par un épanchement sanguin, qui détermine les accidents connus sous les noms *d'apoplexie* et de *paralysie*. L'encéphale subit souvent un *ramollissement* partiel ou général dont les conséquences ne manquent pas d'être plus ou moins prochainement funestes. On rapporte spécialement au cervelet et à la moelle les troubles singuliers des mouvements volontaires, désignés sous les noms de danse de saint Guy, ou *chorée*, et d'*ataxie locomotrice*. Nous avons signalé déjà le *nœud vital*, ce point précis de la *moelle allongée* dont la lésion produit une mort immédiate :

c'est là que doit frapper le glaive de la loi pour abolir instantanément toute sensibilité. Les mouvements qu'on peut observer encore quelques instants après la section de l'axe nerveux ne sont ici que des mouvements réflexes, suscités par des impressions non senties.

130. Outre les nerfs qui se présentent comme des prolongements directs de l'encéphale et de la moelle il existe, dans les cavités qui renferment nos organes intérieurs, un système nerveux digne de mention particulière : c'est le *nerf grand sympathique*. On peut se le représenter comme un double cordon auquel de nombreux ganglions donnent un aspect noueux, situé profondément de chaque côté de la colonne épinière, et dont les extrémités se réunissent, supérieurement, au centre de la tête, en dehors du crâne ; inférieurement, dans l'intérieur du bassin. Sur tout leur parcours, les deux moitiés de ce nerf communiquent fréquemment entre elles au moyen d'une multitude de filets formant plexus et se distribuant dans les viscères. De plus, d'autres filets provenant des nerfs fournis par la moelle épinière relient à l'axe central le

système du grand sympathique, et lui donnent
sa part de pouvoir ou d'action réflexe. Au reste
tous les mouvements qu'il régit sont réflexes et
conséquemment soustraits à l'empire de la volonté. Ce nerf tient spécialement sous sa dépendance les appareils de la digestion, de la circulation, des sécrétions, de l'assimilation, de la
reproduction, ce qu'il doit non-seulement à son
influence sur les plans musculaires qu'il met en
mouvement, mais plus encore à l'action tout à
la fois calorifique et motrice qu'il exerce sur l'appareil circulatoire dont il dessert presque exclusivement les ramifications, même les plus dé-
liées. On nomme *vaso-moteurs* les filets du grand
sympathique consacrés au système vasculaire.

131. Le système nerveux dans son ensemble
est relativement plus volumineux et plus actif
pendant l'enfance que chez l'adulte ; chez la
femme et les êtres délicats que chez les individus vigoureux : l'hercule a le crâne étroit et
bas. Le fœtus et le nouveau-né présentent à
l'observateur une disproportion notable entre
la tête et le reste du corps. Les os du crâne,
alors très-imparfaitement développés, laissent

entre eux des intervalles appelés *fontanelles*, dans lesquels on perçoit les mouvements imprimés au cerveau par le battement des artères et par l'acte de la respiration. Lorsque l'ossification est devenue complète, l'encéphale se trouve protégé par sa boîte osseuse d'abord, puis par les muscles qui s'y insèrent et par un cuir épais et serré garni de cheveux. Au déclin de la vie, le cerveau perd de son volume, il s'atrophie, ce qui s'aperçoit aux dimensions décroissantes du crâne toujours exactement moulé sur l'encéphale. A l'altération que subit l'organe dans sa masse, dans sa consistance, dans sa vitalité, correspond un amoindrissement parallèle des facultés sensitives et intellectuelles, de la mémoire avant tout, qui se perd de proche en proche en remontant le cours du temps. Enfin survient la *démence sénile* à laquelle échappe cependant un certain nombre de vieillards privilégiés.

MOUVEMENTS.

132. Sous l'influence des sensations, des

idées, des besoins, des passions, l'homme réagit sur les corps extérieurs par les *mouvements* soumis à sa volonté. Ces mouvements sont de deux ordres : les uns ont pour objet la *locomotion*, le déplacement total du corps; les autres plus restreints, mais infiniment variés, produisent les *gestes*, les *attitudes*, les actes si nombreux dans lesquels les membres jouent le rôle principal. A ce dernier ordre appartiennent les mouvements qui, mettant en jeu les organes de la voix, nous permettent de compléter nos communications par la parole.

Les *muscles* sont les agents actifs et directs de tout mouvement : ce sont des faisceaux plus ou moins volumineux, composés de fibres très-fines, allongées, réunies parallèlement entre elles, de couleur rougeâtre, essentiellement fibrineuses, et se terminant à chaque extrémité par des prolongements de nature fibreuse qu'on nomme *aponévroses*, quand ils sont larges et aplatis, *tendons*, lorsqu'ils sont arrondis en forme de cordons. Le muscle constitue la *chair* proprement dite chez les animaux qui servent à notre alimentation. La *fibre musculaire* est *contractile*, c'est-à-dire susceptible de se raccourcir par le rapprochement de ses deux extrémités, sous l'influence d'un excitant qui, dans les actes de la vie animale, est la volonté transmise aux muscles par le système nerveux. La section des nerfs, les lésions de l'axe central au point d'émersion de ceux-ci, produisent infailliblement la paralysie musculaire. La *contractilité* peut être mise en jeu par d'autres excitants, physiques, chimiques, galvaniques, appliqués soit aux nerfs, soit aux muscles vivants. Elle persiste dans les chairs, même après leur séparation du corps. Chez les suppliciés, on l'observe encore pendant dix ou douze heures, c'est-à-dire jusqu'à l'établissement de la *rigidité cadavérique*. Il est démontré que la contraction musculaire développe un certain degré de chaleur qui s'ajoute à celle produite par d'autres causes.

Les muscles, sous l'influence d'une extension forcée ou d'une fausse position, subissent quelquefois une contraction involontaire plus ou moins durable et douloureuse qu'on appelle *crampe*. On l'observe le plus souvent aux mollets, dans les doigts, à la plante des pieds. Les crampes cèdent instantanément, si l'on étend fortement les muscles convulsés, et qu'on les empêche ainsi de se contracter de nouveau.

Outre la contractilité, faculté tout à fait intermittente, les muscles sont doués d'une *tonicité*, d'une tension permanente qu'ils conservent même à l'état de repos, et qui permet aux sphincters de tenir fermées, sans efforts, quelques-unes des ouvertures naturelles du corps. La tonicité diffère de l'*élasticité* de tissu par sa subordination au système nerveux central : qu'une paralysie vienne la mettre à néant, la porte s'ouvre aux évacuations involontaires. Dans les grands mouvements, elle modère, adoucit, régularise l'action des muscles antagonistes dont, sans cette résistance salutaire, les contractions seraient brusques et saccadées. La fatigue que nous ressentons après les mouvements prolongés au delà de nos habitudes, à la suite d'efforts excessifs, ou bien encore après avoir pris et gardé quelque temps une attitude gênante, a son siège dans les muscles et s'explique par l'affaiblissement de la tonicité que le repos relève bientôt.

133. Le système musculaire est peu développé chez l'enfant. Il croît longtemps en longueur avant d'acquérir cette épaisseur, cette fermeté qui se prononcent dans les formes de l'adulte, et qui coïncident avec l'entier développement de la force; car la puissance des muscles est proportionnelle à leur volume. Volume et puissance s'accroissent très-sensiblement par l'exercice : à l'aspect des membres, il est aisé de reconnaître ceux qui travaillent et ceux qui gardent le repos. Dans la vieillesse, les chairs étant devenues flasques et vacillantes, on voit diminuer dans la même proportion la contractilité, la tonicité musculaires, l'agilité, la souplesse et la sureté des mouvements,

134. Les *os* sont les organes passifs de la locomotion et des mouvements. Leur assemblage constitue le *squelette* dont la forme et les dimensions déterminent en grande partie la configuration générale du corps. Il sert de support aux appareils organiques qu'il protège et qu'il loge dans ses trois cavités : le *crâne*, le *thorax* et le

SQUELETTE HUMAIN.

—

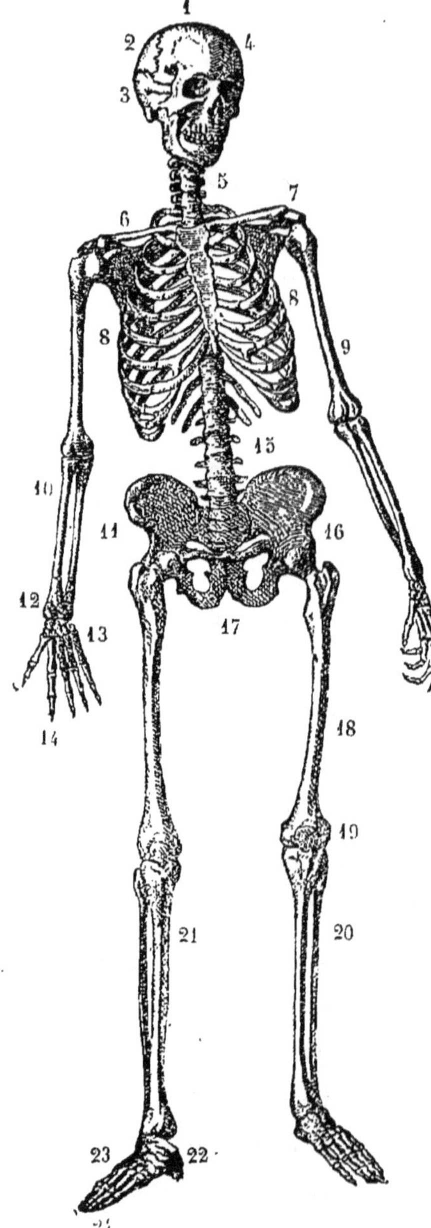

1. Occipital.
2. Pariétal.
3. Temporal.
4. Frontal ou co-
   ronal. } Os du crâne.
5. Vertèbres cervica-
   les.
6. Clavicule.
7. Omoplate.
8. 8. Côtes réunies au
   sternum pour for-
   mer le thorax.
9. Humérus.
10. Radius.
11. Cubitus.
12. Carpe.
13. Métacarpe.
14. Doigts et phalanges.
15. Vertèbres lombai-
    res.
16. Bassin. Os coxaux.
17. Arcade du pubis.
18. Fémur.
19. Rotule.
20. Péroné.
21. Tibia.
22. Tarse.
23. Métatarse.
24. Orteils et phalan-
    ges.

bassin. Il fournit aux muscles leurs points d'attache ; et, grâce aux nombreuses articulations qui en relient les différentes pièces, il se prête à des attitudes et à des mouvements aussi divers que multipliés. On distingue dans le squelette le *tronc* et les *membres*. La *colonne vertébrale* forme la base du tronc ; elle se compose de vingt-quatre os superposés et percés à leur centre de manière à constituer, dans leur ensemble, un assez long canal. Les supérieurs au nombre de sept, correspondant au cou, sont dits *vertèbres cervicales*. Viennent ensuite les douze *vertèbres dorsales*, sur chaque côté desquelles s'insèrent douze *côtes*, dont la réunion entre elles et avec l'os *sternum* par l'intermédiaire de leurs *cartilages*, forme la cage appelée *thorax;* puis tout en bas, les *lombaires*. Entre ces pièces osseuses existent des disques d'une substance élastique, qui contribuent pour beaucoup à la souplesse et à la flexibilité de la colonne. L'affaissement de ces coussinets après une station prolongée ou sous le poids de lourds fardeaux, peut diminuer momentanément la taille de un à deux centimètres; le raccourcissement des vieillards pro-

vient en partie de la même cause. L'axe vertébral décrit de haut en bas trois courbures en
sens inverses, la supérieure et l'inférieure convexes en avant, la moyenne concave en ce sens,
En arrière, les vertèbres laissent apercevoir,
même sous la peau, une suite de saillies osseuses ou épineuses d'où viennent les noms d'*é-
pine dorsale* et de *colonne épinière*.

L'extrémité supérieure de la colonne supporte la tête ; l'inférieure repose sur l'os *sacrum*
qui lui fait suite, et qui semble formé lui-même
de vertèbres soudées ensemble. Le sacrum se
termine en une pointe nommée *coccyx*. Enfin,
il s'articule de chaque côté avec les *os coxaux*
pour constituer une cavité large et profonde
appelée le *bassin*.

135. Les os des membres supérieurs sont :
en avant, la *clavicule,* en arrière le *scapulum* ou
l'omoplate, dont les extrémités externes, en se
rapprochant, forment une cavité destinée à recevoir la *tête* de l'os du bras, de l'*humérus*.
Celui-ci, par sa rencontre avec le *radius* et le
cubitus, les deux os qu'on trouve dans l'avant-
bras, constitue l'articulation du coude. Le poi-

gnet doit son extrême mobilité au fractionnement du système osseux de cette région en huit petits os désignés, dans leur ensemble, sous le nom de *carpe*, et qui s'articulent avec les cinq os du *métacarpe* dont chacun porte un des doigts : le pouce, l'indicateur, le médius, l'annulaire et l'auriculaire. Chaque doigt est brisé en trois fragments appelés *phalanges*, à l'exception du pouce qui n'en a que deux.

Les membres inférieurs, dits aussi *abdominaux* ou *pelviens*, ont avec les supérieurs ou *thoraciques* une grande analogie de structure. On y voit de haut en bas le *fémur*, l'os le plus long du corps, la *rotule*, os plat et arrondi qui recouvre en avant l'articulation du genou; le *tibia* en dedans de la jambe et le *péroné* en dehors; les extrémités inférieures de ces deux os faisant saillie sous la peau et connues sous les noms de chevilles ou *malléoles;* les huit os du *tarse* auxquels s'attachent les cinq *métatarsiens;* puis enfin les *orteils* divisés comme les doigts en deux ou trois phalanges.

136. Le squelette varie de formes et de proportions suivant le sexe et suivant les âges.

Plus le sujet est jeune, plus la tête est dispro-
portionnée : au second mois du fœtus, elle
compte pour moitié dans la longueur du corps ;
à la naissance, elle en fait le quart, le cinquième
à trois ans, et le huitième seulement après le
développement complet. Les membres suivent
une gradation inverse par rapport au tronc,
d'autant plus courts qu'on les observe chez
des individus moins développés. Chez l'homme
adulte bien conformé, les bras étant étendus
horizontalement à droite et à gauche, la ligne
qui se mesure entre le bout des doigts des deux
mains doit être à peu près égale à la hauteur
du corps prise du sommet de la tête à la plante
des pieds. Le squelette de la femme diffère sensiblement de celui de l'homme : il est plus petit,
plus grêle, moins rugueux ; la tête, en tout
moins volumineuse, est plus rétrécie en avant,
plus allongée d'avant en arrière. Le thorax,
cage osseuse de la poitrine, est plus court, plus
éloigné du bassin, moins saillant ; mais ce qui
le distingue surtout, c'est sa forme ovoïde, en
baril, bien différente du cône à large base représenté par le thorax de l'homme. Le bassin a

tous ses diamètres plus étendus, ses *crêtes* ou bords plus éloignées l'une de l'autre, l'*arcade pubienne* plus évasée. Les membres offrent aussi des différences notables dans les deux sexes : la femme a les bras plus courts et les jambes plus longues en proportion; les épaules moins écartées; les fémurs plus obliques en dedans; les mains et les pieds plus petits, les doigts plus effilés. Enfin, tandis que chez l'homme la moitié de la hauteur du corps correspond au *pubis,* elle descend au-dessous chez la femme, en raison de la longueur plus grande des membres abdominaux. Quant aux variétés que présentent les races diverses, nous nous bornerons à signaler chez les nègres le front fuyant, les dimensions moindres du crâne proportionnément à la face, et la longueur relative des bras, des avant-bras, des jambes et des pieds.

137. Les os affectent une forme et une structure appropriées à leurs usages. Ceux qui forment les parois des cavités, la boîte du crâne, sont larges, plats et compactes. Ceux qui doivent fournir plus de solidité que de mobilité sont épais et courts, comme on le voit à la co-

lonne vertébrale et aux pieds. Ceux enfin qui sont destinés à servir de *leviers,* tels que les os des membres, sont longs et cylindriques dans leur plus grande étendue qu'on appelle le *corps* de l'os, renflés à leurs extrémités pour donner une largeur convenable aux surfaces articulaires, et pour recevoir les tendons des muscles qui s'y implantent pour la plupart. Ils représentent des colonnes creuses, disposition qui les rend tout à la fois plus résistants et plus légers. Le canal ménagé dans leur centre sert d'ailleurs à loger la *moelle,* ainsi que les nerfs et les vaisseaux nourriciers. L'extrémité des os longs et le tissu spongieux des os courts sont pénétrés d'un suc médullaire de même nature que la moelle des os longs. Cette substance est purement graisseuse et sans analogie aucune avec la moelle de l'épine; elle est contenue dans une membrane qui tapisse la cavité des os, et qu'on peut très-justement appeler *périoste interne,* puis qu'elle remplit à l'intérieur de ceux-ci les mêmes fonctions que le *périoste* à leur surface externe. Ce sont ces deux membranes qui produisent et entretiennent le tissu osseux, lequel est composé de gélatine et de phosphate de chaux.

138. Les nombreuses pièces dont l'assemblage constitue le squelette s'articulent entre elles, soit en se soudant de manière à ne permettre aucun mouvement, soit en présentant au point de contact des surfaces plus ou moins mobiles. Dans les *articulations* à mouvements, les os ne se touchent pas immédiatement : ils sont revêtus de *cartilages* lisses, élastiques, humectés d'un liquide nommé *synovie*, et destinés à modérer les frottements et les chocs. L'articulation doit-elle se prêter à des mouvements en tous sens? Elle se compose, comme on le voit à l'épaule et à la hanche, d'une *tête* à segment de sphère reçue dans une cavité de profondeur appropriée. Si les mouvements sont limités, les surfaces articulaires représentent des sortes de poulies ou d'engrenages moulés les uns sur les autres : tels sont le coude et le genou. Ces parties sont maintenues en rapport par des *ligaments* d'un tissu fibreux assez résistant pour prévenir les déplacements. La tonicité des muscles contribue en outre, dans une cer-

taine mesure, à 1 solidité des articulations.

139. C'est au moyen de ces leviers osseux, de ceux des membres surtout, que la *contraction musculaire* nous permet d'exécuter nos mouvements partiels ou généraux, de prendre des attitudes variées à l'infini. La position la plus ordinaire à l'homme est la *station verticale* dans laquelle les forces mises en jeu se balancent réciproquement pour maintenir le corps en équilibre. L'immobilité parfaite est fort difficile à garder; et comme elle exige une contraction générale et permanente, elle devient bientôt intolérable. La fatigue s'accroît d'ailleurs du poids des fardeaux qui vient s'ajouter à celui du corps, et du déplacement du centre de gravité qu'imposent certaines attitudes. Lorsqu'on est forcé de rester longtemps debout, on prend d'instinct la position *hanchée*, c'est-à-dire qu'on reporte tout le poids du corps sur un seul membre, l'autre étant légèrement fléchi. En changeant de hanche de temps en temps, on repose alternativement chaque jambe, et cette suspension intermittente de la contractilité permet d'en soutenir l'action tout autant qu'il est

nécessaire. La station verticale est particulière à l'homme qui seul est conformé de manière à la supporter facilement, en s'appuyant sur les deux pieds. La station sur une seule jambe et celle sur la pointe du ou des pieds sont peu stables et réservées aux danseurs qui y dépensent des efforts considérables.

A genoux ou *assis* sans appui du corps, la fatigue, en ce qui concerne les muscles de la tête et du tronc, est la même que si l'on était debout. Assis et soutenu par un dossier, la gêne n'atteint plus que les parties, pieds ou siége, ayant à supporter le poids du tronc. Mais ce n'est que dans la situation *couchée* que l'homme jouit du repos complet; encore faut-il que le plan sur lequel il repose ne soit pas trop résistant. Car alors les parties saillantes subiraient seules un contact prochainement douloureux, tandis que si le décubitus a lieu sur un plan souple et prenant les formes du corps, la pression se partage sur une surface tellement étendue qu'elle est à peine ressentie. L'action musculaire est nulle dans la position horizontale; cependant si les membres restaient tout-à-fait droits ou tout-à-fait fléchis, les muscles fléchisseurs ou les extenseurs se trouveraient soumis à un certain degré de tension quelque peu gênant. C'est afin que le relâchement soit égal dans les deux sens et que le repos des muscles soit parfait, que, par instinct, l'homme endormi met ses membres dans un état de demi-flexion.

140. Dans la *marche* comme dans la station debout, le poids du tronc est supporté par les deux têtes des fémurs et transmis au sol par les tibias et par les os des pieds; mais alors il passe alternativement du membre qui se porte en avant à celui qui reste en arrière. Le contraire a lieu dans la marche à reculons. A chaque pas, on observe un moment où le corps s'appuie sur les deux jambes, tandis que dans la *course*, le pied qui reste en arrière se détache du sol avant que l'autre n'y arrive. La course et la marche sont favorisées par l'inclinaison du corps en avant, luttant contre la résistance de l'air, ainsi que par le balancement des bras qui contribue au maintien de l'équilibre. L'homme fait aisément quatre kilomètres à l'heure; il peut en faire le double en accélérant le pas. A la course,

il peut dans le même espace de temps parcourir douze kilomètres de distance.

Le *saut* s'opère de diverses manières : à pieds joints, verticalement, en avant ou en arrière, mais toujours par l'extension, la détente subite des deux membres inférieurs préalablement fléchis ; en largeur, avec élan. En ce cas, c'est la détente du pied resté en arrière qui détermine principalement le saut, dont l'étendue s'accroît en proportion de la vitesse acquise par le corps au moment où il se détache du sol. Dans le saut en avant, la flexion du tronc sur le bassin et la violente projection des bras dans le même sens ajoutent beaucoup à la force de l'impulsion.

Le *grimper* exige la coopération simultanée des jambes et des bras ; pendant que les mains s'accrochent aux aspérités, aux branches, les membres inférieurs soutiennent le corps et le poussent de bas en haut ; les muscles du bras et de l'épaule qui s'insèrent au thorax sont ceux qui prennent la plus grande part à ce mode de déplacement. Dans la *natation*, tout le système musculaire est en jeu. L'homme, horizontalement placé sur le ventre dans les couches supérieures de l'eau, fléchit d'abord les membres, les talons rapprochés, les mains appliquées l'une contre l'autre à la partie antérieure de la poitrine; puis, tandis que les pieds détendus brusquement frappent l'eau par leur face plantaire, les bras s'allongent en avant, coupent l'eau, se séparent et reviennent sous la poitrine après avoir décrit une courbe comme deux véritables avirons. Grâce à ces mouvements régulièrement exécutés, le corps surnage et progresse avec plus ou moins de vitesse; immobile, il ne tarderait pas à gagner le fond et ne reparaîtrait à la surface qu'après le développement des gaz dus à la putréfaction et qui diminuent sa pesanteur spécifique.

141. Toutes les fois que l'homme a besoin de faire effort pour surmonter une résistance quelconque, il commence par faire une inspiration profonde, puis il retient la masse d'air qu'il vient d'introduire dans sa poitrine, laquelle fournit ainsi un point d'appui solide et fixe aux muscles qui doivent surmonter la résistance. Au moment de l'effort, on entend quelquefois l'air sortir bruyamment par la glotte : c'est le *han*!

du gindre ; d'autres fois, les matières contenues dans les réservoirs naturels s'échappent involontairement. Des efforts énergiques ou répétés, surtout dans la station verticale, peuvent même déterminer l'issue des viscères hors de la cavité abdominale, ce que l'on appelle *hernie*.

142. La *gymnastique* est l'art de diriger les mouvements et d'en régler l'exercice, au plus grand profit de l'énergie musculaire, de la beauté des formes, de la souplesse, de l'agilité, de l'adresse et de la santé. Elle constitue une des grandes ressources de l'*hygiène*. La chasse, la natation, l'équitation, l'escrime, la danse, les jeux qui obligent à courir, à sauter, les quilles, les boules, la paume, le volant, la balle et le ballon, la corde, le cerceau, la balançoire, le billard, sont des exercices d'une utilité réelle. La gymnastique est le principal auxiliaire de l'*orthopédie,* cette partie de la chirurgie dont l'objet est de prévenir et de corriger les difformités du corps. Par une action soutenue et fréquemment répétée, les muscles acquièrent une prépondérance qui peut contribuer puissamment au redressement des os, à l'ampliation de la poitrine

à la guérison des déformations des membres et de la colonne vertébrale. Certaines professions, des attitudes très-prolongées, impriment bien souvent aux systèmes osseux et musculaire des modifications qu'il est facile de reconnaître, témoin l'épaisse carrure du porte faix, les jambes atrophiées du postillon, la courbure de l'échine du vieux vigneron, la tenue droite et raide que le militaire conserve sous l'habit bourgeois. Le cavalier n'a pas la même démarche que le fantassin ; le pas de celui-ci devient après quelques mois passés sous le drapeau, assuré, précis, cadencé, de lourd et incertain qu'il était chez le paysan.

143. Les mouvements des muscles de la *face* contribuent pour une large part à la manifestation extérieure de nos idées et de nos sentiments. Leur répétition fréquente imprime aux traits du visage une *physionomie*, une expression qui dénote souvent les qualités et les défauts de l'âme. Les *gestes* et l'*attitude* ont aussi leur signification, laquelle devient très-éloquente lorsque l'homme est privé des autres moyens de communiquer sa pensée, ainsi qu'on l'observe

chez le sourd-muet. La *pantomime* est le langage universel, le seul possible entre gens qui n'entendent pas la même langue. Enfin, c'est à l'emploi méthodique des gestes et de la physionomie que l'orateur et l'artiste dramatique doivent une bonne partie de leur influence sur les masses.

VOIX.

144. La plupart des animaux donnent de la *voix*, et manifestent ainsi soit entre eux, soit vis-à-vis d'autres espèces quelques unes de leurs sensations, quelques besoins, quelques désirs. Le cheval hennit, le chien aboye, les oiseaux chantent leurs amours; l'homme seul possède la faculté d'ajouter au son fourni par le larynx certaines modifications qui produisent la voix articulée, la *parole*, agent de communication plus rapide et plus puissant qu'aucun autre.

L'appareil de la voix se compose essentiellement du *larynx* dans lequel l'air, chassé par les poumons comme par des soufflets d'orgues, vient résonner sur les *cordes vocales*; et des cavités qui émettent le son au dehors en le modifiant,

LARYNX VU PAR SA FACE POSTÉRIEURE.

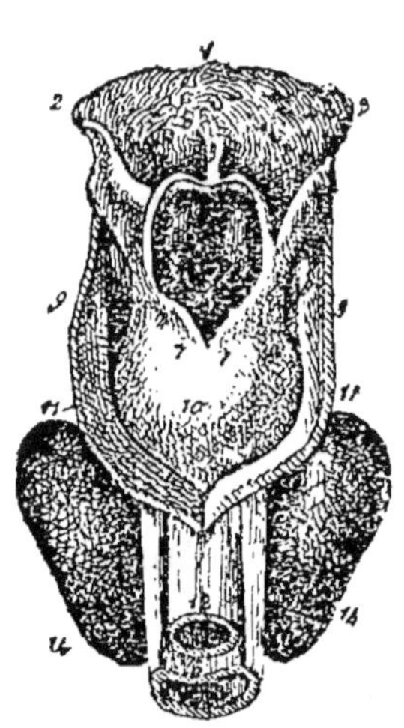

1. 2. 4. Base de la langue.
3. Repli muqueux allant de la langue à la face antérieure de l'épiglotte.
5. Face postérieure de l'épiglotte.
6. 7. Ouverture supérieure du larynx.
8. Membrane muqueuse du pharynx.
9. 9. Portions du cartilage principal du larynx.
10. Muqueuse recouvrant la face postérieure du larynx.
11. 11. Les bords de l'incision faite au pharynx et à l'œsophage, renversés en dehors.
12. L'œsophage.
13. La trachée-artère.
14. 14. Lobes du corps thyroïde.

véritable *tuyau vocal* constitué par le pharynx.

la bouche et les fosses nasales. Le larynx est un instrument à *anche* situé au devant du cou, sur le parcours des voies respiratoires; il est plus volumineux et plus saillant dans le sexe masculin où il forme la pomme d'Adam. Il est composé de cartilages mobiles entre eux, subissant, sous l'influence de muscles spéciaux, des déplacements qui tendent ou relâchent quatre replis de la muqueuse aérienne disposés par paires superposées, à l'entrée du larynx, et qu'on nomme *cordes vocales,* supérieures et inférieures. L'intervalle libre entre les cordes inférieures est la *glotte*, et l'on désigne sous le nom de *ventricules du larynx* l'espace compris de chaque côté entre les cordes supérieure et inférieure. Ce sont ces cordes ou lames qui constituent l'anche humaine, très-comparable quant à son rôle à l'anche de la clarinette et du haut bois. C'est le résultat des vibrations imprimées à ces replis élastiques par le choc ou le frottement de la colonne d'air chassé de la poitrine qui, transmis de proche en proche à l'oreille, puis au sensorium commun, constitue le son, la voix.

145. La sensation du *son* n'a lieu que autant qu'il y a des oscillations vibratoires produites et perçues. Le souffle dans un tube n'opère qu'un simple déplacement de l'air, à moins que ce fluide ne rencontre un obstacle en un point du tube. Aussi l'acte respiratoire s'accomplit-il habituellement sans bruit; mais pour peu que les cordes vocales soient tendues, l'air entre en vibration au contact de ces corps élastiques et produit les sons enfantés par l'appareil vocal de l'homme, de même que dans des circonstances analogues, il rend sonores les instruments de musique doués d'une anche. On distingue dans le son l'*intensité* qui dépend de l'étendue des vibrations ; le *ton* qui dépend du nombre des vibrations qui se produisent dans un temps donné, l'aigu résultant d'oscillations très-multipliées, et le grave, d'oscillations peu nombreuses; enfin, le *timbre* qui dépend de la nature du corps sonore. Le chant simple n'est autre chose que la voix modulée; il peut être articulé, c'est-à-dire associé à la parole.

146. Grâce à l'emploi d'un miroir disposé de façon à permettre l'examen de l'intérieur du

larynx et nommé pour cela *laryngoscope,* on peut observer *de visu* le mécanisme de la *phonation.* Dans le silence et lorsque la respiration s'opère tranquillement, on voit à chaque inspiration l'ouverture de la glotte augmenter un peu par l'écartement des cordes inférieures; cet écartement devient plus prononcé quand le patient se livre à des inspirations profondes. Si celui-ci se met alors à parler, l'observateur voit très distinctement les cordes vocales inférieures se rapprocher l'une de l'autre, puis entrer en vibration, tandis que les supérieures semblent rester étrangères à la production du son. Ces dernières sont-elles donc absolument sans usage? On l'ignore; mais il est permis de le croire, puisque leur ablation chez les animaux est sans effet; et que les oiseaux dont la voix est si merveilleusement étendue, ne possèdent qu'une seule paire de cordes vocales.

Les *ventricules* du larynx sont destinés à renforcer les sons, qui éprouvent des modifications plus prononcées encore et très diverses en traversant le *tuyau vocal :* c'est là que se prennent le timbre et le ton. Si ce conduit n'est pas libre, si par l'effet d'un coryza, d'un rhume violent, le nez se trouve bouché, la voix résonne dans toute l'étendue des fosses nasales, on nasonne, on parle du nez. Au contraire, si, fermant la bouche, on émet le son par les fosses nasales, il se produit un retentissement de l'air dans la cavité buccale qui rappelle le grognement du chien. Lorsqu'on porte les lèvres en avant et qu'on les contracte de manière à ne conserver entre elles qu'une petite ouverture arrondie, l'air qui traverse rapidement cet orifice donne le bruit de sifflet, soit à l'entrée, soit à la sortie de la bouche, et comme alors la respiration peut s'effectuer aisément par les fosses nasales, quelques hommes parviennent à siffler aussi librement, aussi harmonieusement que certains oiseaux.

147. Les organes producteurs de la parole sont bien le pharynx, les fosses nasales, le voile du palais, la langue, les joues, les deux lèvres ; mais la faculté d'articuler les sons est due avant tout à l'intelligence humaine. Les mammifères sont doués d'un tuyau vocal semblable au nôtre : rien ne leur manque sinon l'art d'en tirer parti.

Le crétin, l'idiot ne savent que pousser des cris inarticulés. Quant aux sourds-muets, ce n'est certainement pas l'intelligence qui fait défaut chez eux, c'est la notion des sons ; ils ne peuvent imiter ce dont ils n'ont aucune connaissance. L'usage de la parole peut même être anéanti par la surdité, lorsque cette infirmité survient dans les premières années de la vie. Il faut s'entendre parler pour articuler clairement les sons, pour en proportionner l'intensité suivant le besoin : le sourd crie ou parle trop bas, ou prononce les mots au hasard.

Si l'on cherche à faire la part de chacun des organes qui concourent à l'articulation de la voix, au langage, on observe d'abord des variations dans la longueur du tube vocal et dans les formes qu'affecte la bouche. Mais on reconnaît bientôt que le premier rôle appartient aux *lèvres* et plus encore à la *langue*. Quelle puissance, quelle mobilité, quelle flexibilité dans tous les sens possède cet appendice tout musculeux et qui reçoit tant de nerfs et tant de vaisseaux ! Son importance n'est pas moindre comme agent de la parole que comme organe du goût; aussi voit-on les lésions qu'il subit porter un grave préjudice à la prononciation; et cependant il s'est trouvé des malheureux privés de la presque totalité de la langue, assez habiles pour conserver encore la faculté de se faire entendre. Les muscles qui, sous l'incitation des nerfs et de l'encéphale, coopèrent à la production de la parole sont fort nombreux : ce sont d'abord tous ceux qui président à la respiration et font mouvoir le soufflet; viennent ensuite les muscles propres du larynx, déterminant les mouvements des cartilages et la tension ou le relâchement des cordes vocales; puis enfin les éléments musculaires du pharynx, de la langue, des lèvres et des joues. Si l'appareil est compliqué, nous lui devons deux de nos plus précieux priviléges : un incomparable instrument de musique et la puissance de la parole.

148. L'homme parle habituellement à haute voix, et c'est alors que le son produit à la glotte devient articulé en passant par la bouche. Mais quand il veut parler bas, il supprime le premier temps de la phonation, laisse au repos les cordes vocales, et ne fait arriver au tuyau supé-

rieur qu'un souffle aphone qui suffit à l'articulation à voix basse. On observe le même phénomène lorsqu'une ouverture faite à la trachée dans une tentative de suicide ou par le chirurgien s'oppose à la production de la voix; ou bien encore dans la paralysie des muscles de la glotte. Il y a bien alors *aphonie*, anéantissement de la voix, mais non abolition de l'action propre au tuyau vocal, de la parole basse. Quelques personnes, à force d'adresse et d'exercice, parviennent à produire des sons articulés, à parler à haute voix, en conservant la bouche fermée, ou du moins immobile quand elle reste ouverte. En même temps, elles impriment à leur voix un timbre tel qu'elle paraît venir de très loin ou sortir d'une cavité, d'une pièce voisine : on les appelle *ventriloques*, quoique la parole n'ait pas chez elles d'autre origine, d'autres agents que chez tout le monde. C'est en graduant la sortie de l'air de certaine façon, en variant le son de la voix, en ne laissant paraître aucun mouvement des lèvres, que les ventriloques habiles produisent une illusion qu'augmente encore leur pantomime.

149. Le *bégayement* est un vice de la parole qui consiste dans une difficulté particulière à prononcer certaines consonnes, avec temps d'arrêt et secousses convulsives répétant plusieurs fois le même son. Il a son siège non dans les muscles de la langue, mais dans le système nerveux qui les met en mouvement. Aussi les causes morales ont-elles une grande influence sur le retour et l'aggravation de cette infirmité : plus le bègue fait d'efforts pour vaincre les difficultés qu'il ressent, plus sa prononciation s'embarrasse ; tel bégaye en parlant qui chante couramment, entraîné par le rhythme musical. C'est pourquoi, le meilleur traitement à opposer au bégayement nous paraît être de détourner l'attention du sujet pendant qu'il parle, en lui conseillant, par exemple, de frapper en mesure l'indicateur de la main gauche avec une baguette placée dans l'autre main, tout en prononçant chaque mot ou chaque syllabe.

150. De la naissance à la puberté, le larynx reste petit et peu saillant. A cette époque il prend un développement presque subit d'où

résulte la saillie appelée la pomme d'Adam.
En même temps, chez le jeune homme surtout,
la voix mue, elle contracte une raucité mar-
quée, baisse de ton et produit souvent le con-
traste de sons très-aigus mêlés à des sons graves. Il faut à peu près un an pour que la voix
acquière son timbre normal. La vieillesse modifie à son tour la parole et la voix, en proportion des avaries que subissent les organes pho-
nateurs; les cartilages du larynx s'ossifient, la
contractilité musculaire diminue, la langue perd
son agilité, les dents tombent, les lèvres s'allongent. Alors aussi la voix devient criarde,
chevrotante, cassée et de plus en plus faible.
Ajoutons à ces causes de détérioration sénile
l'amoindrissement de l'acte intellectuel et de la
volonté.

SOMMEIL.

151. La vie animale ne s'exerce pas d'une
manière continue : elle suspend périodiquement
ses actes et s'interrompt d'intervalles en inter-

valles, cédant à l'irrésistible besoin de repos qu'impose le *sommeil*. Toutes les fonctions de relation, sensations, innervation, mouvements volontaires, sont soumises à la loi d'intermittence, tandis que celles de la vie organique s'accomplissent à peu de chose près pendant le sommeil comme pendant la veille. C'est généralement quand le soleil est descendu sous l'horizon que l'homme ainsi que la plupart des animaux ressent le besoin de dormir. Il éprouve alors un engourdissement général, moral et physique; les muscles n'agissent plus, le corps fléchit sur lui-même, les sens s'émoussent, l'intelligence se trouble et s'interrompt; plus de volonté, plus de connaissance, plus de besoins. Le sommeil est soumis à l'empire de l'habitude : il revient et il cesse ordinairement aux mêmes heures; il est plus facile et plus complet dans le silence, pendant l'obscurité, dans la position horizontale et le relâchement de tous les muscles. D'abord profond et général, il devient, en se prolongeant, plus léger, plus sensible à l'excitation, plus accessible au reveil partiel des fonctions. C'est alors que survien-

le ralentissement des fonctions respiratoire et circulatoire, puis par la suspension de toute sensibilité, de toute perception. La vie même ne tarderait pas à s'éteindre irrévocablement par syncope et par asphyxie, pour peu que l'inhalation dépassât certaines limites fort difficiles à tracer. Le chloroforme, à raison de ses propriétés *anesthésiques,* est employé fréquemment dans les opérations chirurgicales dont il éloigne ainsi la douleur. Mais l'usage n'en est permis qu'aux hommes de l'art qui, malgré la plus extrême prudence, ont eu parfois à regretter l'emploi de cet agent dangereux.

154. Après avoir dormi pendant six ou huit heures, temps nécessaire à la réparation de ses pertes nerveuses, l'homme revient à lui, non tout d'un coup, mais par le *réveil* successif de ses facultés dont le retour s'opère dans l'ordre inverse de celui qui préside à l'invasion du sommeil. Il a d'abord quelques perceptions confuses, il se sent dormir, il reprend un certain empire sur son intelligence; il change une attitude gênante; il entend les bruits qui se font autour de lui, longtemps avant de pouvoir

parler, voir, se lever. Il perçoit les sensations intérieures, les besoins, les douleurs. Enfin, ses yeux se r'ouvrent, ses membres s'allongent et se détendent, sa poitrine se dilate dans quelques bâillements : le réveil est complet.

Le besoin du sommeil ne se fait pas sentir également à tous les hommes : il est surtout intense chez les enfants, les femmes, les convalescents. Il est d'ailleurs subordonné aux habitudes, au travail, aux préoccupations de l'esprit. Son retour régulier est une des circonstances qui contribuent le plus à la conservation de la santé; sa suppression, pour peu qu'elle se prolonge, a souvent des inconvénients graves, et ne peut en aucun cas être portée au delà de certaines limites. On calcule que l'adulte emploie en moyenne un tiers de sa vie à dormir, l'enfant plus de la moitié, le nouveau-né plus des trois-quarts. On croit généralement que l'économie humaine est plus accessible à certaines influences morbifiques pendant le sommeil que pendant la veille, aux miasmes, aux effluves des marais, à l'action du froid, ce qui s'explique par l'inaction partielle du système nerveux, d'où suit le ralentissement de la respiration, celui de la circulation et l'abaissement de la calorification.

TEMPÉRAMENTS.

155. La meilleure constitution physique est celle où les divers appareils d'organes, égaux dans leur développement et dans leur activité, se font un équilibre exact. Tempérés les uns par les autres, agissant tous avec l'énergie propre à chacun d'eux, restreints dans leurs limites respectives, ils permettent à l'homme le jeu régulier de ses fonctions, l'indépendance et le libre exercice de ses facultés. Mais cette juste pondération des systèmes organiques est l'exception : le plus ordinairement nous naissons avec des dispositions qui s'accroissent et se prononcent de plus en plus. La prédominance d'un appareil sur les autres détermine le *tempérament* propre à chaque individu. D'après cela quatre tempéraments sont généralement admis : 1° le *bilieux*, caractérisé par la prépondérance des organes digestifs au nombre desquels il ne

faut pas omettre le foie : un teint brun et mat, une certaine absence d'embonpoint, de la tendance à la constipation et aux phlegmasies intestinales, s'unissent dans cette constitution à des qualités morales remarquables par la volonté, la persévérance et l'énergie. 2° Le *sanguin* qui résulte du grand développement des appareils respiratoire et circulatoire, et qui se manifeste par un ample thorax et des poumons non moins vastes, une coloration vive, un pouls fort et développé, des muscles épais et puissants, un caractère enjoué, mobile, entreprenant, mais prompt à se décourager. 3° Le *nerveux* où l'encéphale volumineux tient les fonctions organiques dans une infériorité de laquelle résultent des digestions difficiles, une maigreur prononcée, un extrême besoin de sensations, d'affections, de passions, de travaux intellectuels, une prédisposition malheureuse à l'exaltation, à l'enthousiasme et aux déceptions qui s'en suivent. 4° Le *lymphatique* aux chairs molles, aux formes arrondies, à la peau blanche ou rosée, aux tendances paresseuses, indécises, apathiques. Ce tempérament est naturel à l'enfance ; il se combine souvent chez la femme avec le tempérament nerveux.

Aux environs de l'adolescence, la constitution prend dans les deux sexes un développement qui donne, pendant quelques années, une prédominance notable au système sanguin et qui produit en même temps ces élans d'affection, de dévouement, de générosité, d'imprévoyance qui n'appartiennent qu'à la jeunesse. L'âge mur est caractèrisé physiquement par la sur-activité des organes digestifs, les maladies du foie et des intestins, les hémorrhoïdes ; au moral, par la prudence, l'ambition, l'avarice et l'orgueil. Cependant, pour être juste et vrai, nous devons faire figurer en face de ce tableau peu flatté, les qualités solides et sûres de l'homme sérieusement dévoué à ses devoirs, à son pays, à sa famille, à la prospérité de ses semblables. Une hygiène bien entendue, appliquée à temps, peut à la longue modifier avantageusement nos dispositions originelles, relever les fonctions languissantes, réprimer les prépondérances excessives et ramener un équilibre aussi favorable au bonheur qu'à la santé.

FONCTIONS DE REPRODUCTION.

156. Les êtres organisés se perpétuent en produisant des êtres à eux semblables qui à leur tour engendrent leurs successeurs. Dans l'espèce humaine la *génération* exige le concours immédiat des deux sexes : l'*œuf* formé dans l'ovaire de la femme doit être fécondé par une liqueur sécrétée par l'homme. Il s'arrête alors dans l'utérus, s'y développe et, le temps venu, donne naissance au nouvel être qui trouve encore chez sa mère sa première alimentation.

Les appareils consacrés à la *reproduction*, si bien adaptés à leur but commun, sont très-différents chez l'homme et chez la femme. L'appareil féminin se compose des *ovaires* où naissent les *ovules*; des *trompes* qui conduisent le petit œuf dans l'organe chargé de le recueillir; de l'*utérus* ou matrice, qui le retient jusqu'à maturité; du *vagin* et de la *vulve* qui sont tour à tour la voie d'introduction du principe fécondant et l'issue qui livre passage au produit de la conception.

157. Les *ovaires* sont deux organes oblongs, aplatis, enveloppés par un repli du péritoine appelé ligament large et placés dans la cavité du bassin, l'un à droite l'autre à gauche. Ils se composent d'un tissu d'un brun rougeâtre très-*vasculaire*, qui contient dans son épaisseur des

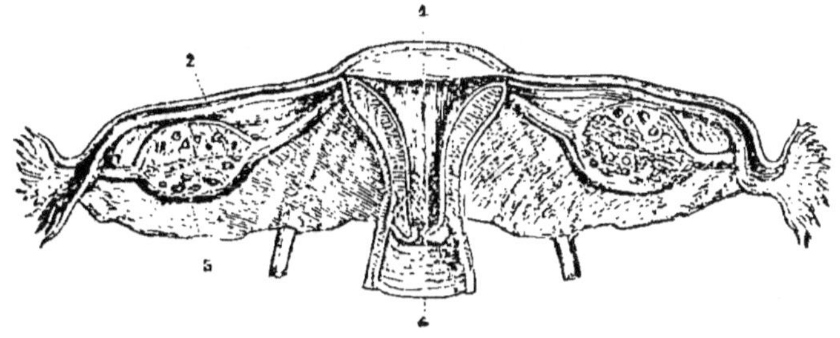

APPAREIL DE LA REPRODUCTION CHEZ LA FEMME.

1. Le corps et la cavité de l'utérus.
2. La trompe et son pavillon.
3. L'ovaire.
4. La cavité du col utérin et celle du vagin.

vésicules dites *de De Graaf* au nombre de quinze à vingt, dont le volume varie d'un millimètre à un centimètre de diamètre et davantage, au moment de leur entier développement. Dans chaque vésicule est un *ovule* qui ne dépasse pas le quinzième d'un millimètre alors qu'il est déja l'œuf humain parfait, pret à recevoir la fécondation. A l'extrémité externe de chaque ovaire adhère une des franges qui terminent le *pavillon de la trompe*, canal flexueux, de dix à douze centimètres de longueur, contenu comme l'ovaire entre les deux feuillets du ligament large, et qui va s'ouvrir dans le fond de l'utérus par un orifice très-petit. L'autre orifice s'évase en entonnoir ou pavillon à bords frangés qui, dans les cas opportuns, s'applique sur l'ovaire correspondant et le met en communication directe avec l'*utérus*.

158. Ce dernier organe est situé dans le fond du bassin, derrière la vessie, devant le rectum, au-dessous de la masse des intestins, au-dessus du vagin qui entoure sa portion inférieure. A l'âge adulte, la longueur totale de l'utérus est de huit centimètres, sa plus grande largeur de cinq à six, son épaisseur de deux centimètres ; sa forme est celle d'un cône aplati d'avant en arrière, dont la partie la plus large, le *corps*, est en haut, et sa partie la plus étroite, le *col*, est en bas, faisant saillie dans le vagin où s'ouvre son orifice désigné quelquefois sous le

doit considérer la présence comme un signe physique de la virginité. La *vulve*, ouverture externe du vagin, comprend dans son ensemble les *grandes* et *petites lèvres*, le *clitoris*, organe *érectile*, diminutif du pénis masculin et l'*orifice de l'urètre*. Elle est quelquefois imperforée, et s'oppose alors totalement à la conception, ainsi qu'à l'écoulement du sang des règles, ce qui suscite de graves accidents : on remèdie à ce double empêchement par une opération qui n'offre aucun danger. Les trompes, l'utérus et le vagin sont tapissés d'une membrane muqueuse à la surface de laquelle des follicules très-nombreux, surtout aux environs de la vulve, répandent un mucus dont l'usage est facile à comprendre.

160. Chez l'homme, l'appareil de la génération est composé des testicules, des vésicules séminales, de la prostate et de la verge ou pénis. Les *testicules* sont deux organes glanduleux, ovoïdes, situés dans le *scrotum* (les bourses), formés par un nombre infini de petits vaisseaux repliés sur eux-mêmes, se rapprochant, s'anastomosant et finissant pas ne plus

former qu'un canal à contours très-multipliés qui surmonte l'organe et qui prend alors le nom d'*épididyme*. Se déployant ensuite, ce conduit devenu le *canal déférent* remonte derrière le testicule, s'associe aux vaisseaux sanguins pour constituer le *cordon spermatique*, entre dans l'abdomen par l'*anneau inguinal*, passe sous la vessie, se rapproche du canal déférent du côté opposé sans communiquer avec lui, puis pénètre dans l'urètre derrière la *prostate*, après s'être abouché avec la *vésicule séminale* et en se continuant avec le *canal éjaculateur*. Malgré quelques opinions contraires, il n'est point démontré que les testicules dépassent jamais le nombre deux : des tumeurs accidentelles ont fait prendre le change à cet égard. D'un autre côté, ces organes paraissent quelquefois manquer parce que, au lieu de descendre dans le scrotum, ils sont restés dans l'abdomen, conservant leur place primitive que, le plus ordinairement, ils quittent quelques semaines avant la naissance.

161. Derrière la prostate, entre la vessie et le rectum, existent deux poches étroites, mais allongées, faisant suite aux canaux déférents, et

concourant avec eux à la formation des canaux éjaculateurs qui s'ouvrent dans l'urètre après avoir traversé la prostate : ce sont les *vésicules séminales*, réservoirs destinés à recevoir en dépôt le sperme transmis par le canal déférent, et peut-être à contribuer par la contraction de leurs parois à la projection de cette liqueur. Si la prostate ne se rencontre que dans le sexe masculin, c'est que ses usages sont exclusivement relatifs à la sécrétion d'un liquide limpide et visqueux qui se répand dans le canal de l'urètre, dès que l'appareil génital prélude à ses actes, et qui rend ainsi plus facile et plus prompte l'éjaculation du fluide séminal.

La *verge* ou *pénis* doit sa forme et ses dimensions aux *corps caverneux* formés d'un tissu spongieux, celluleux, *érectile*, interposé entre les artères et les veines, pouvant dans certains moments recevoir une grande quantité de sang et augmenter beaucoup de volume et de fermeté. Le *gland*, par lequel se terminent les corps caverneux, est de même nature; il est, par sa forme, éminemment propre à faciliter l'insinuation du membre, et de plus il est doué d'une exquise sensibilité sauvegardée par le *prépuce*, son enveloppe. Au sommet du gland s'ouvre le *méat urinaire*, orifice externe de l'*urètre*, ce canal excréteur du sperme et de l'urine, logé dans le sillon que les corps caverneux laissent entre eux à la face inférieure du pénis.

162. On ne connaît aucun exemple avéré d'individu pourvu tout-à-la-fois d'ovaires et de testicules. Les prétendus *hermaphrodites*, malgré les apparences les plus spécieuses, appartiennent en réalité à l'un ou à l'autre sexe, et ne peuvent conséquemment ni se féconder eux-mêmes, ni, comme les colimaçons, intervenir à la fois activement et passivement, fécondants par-ci, fécondés par-là. On rencontre, il est vrai, des cas où l'illusion est grande; mais, en examinant avec attention l'état des choses, on arrive toujours à reconnaître l'absence des organes caractéristiques de l'un ou de l'autre sexe. Ces curieuses conformations résultent d'un arrêt de développement qui laisse les parties externes de la génération dans l'état rudimentaire où elles se trouvent à une certaine époque de la vie de l'embryon.

163. Dans l'un aussi bien que dans l'autre sexe, les organes de la reproduction constituent un véritable appareil de sécrétion muni de son canal excréteur : l'ovaire sécrète l'ovule qui ne s'en sépare qu'à des intervalles réguliers ;

ÉLÉMENTS DU SPERME VUS AU MICROSCOPE.

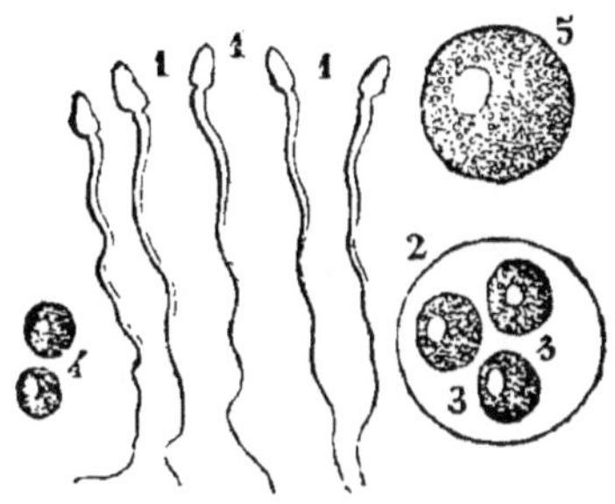

1. 1. 1. Spermatozoïdes.
2. Ovule mâle, grande cellule du sperme.
3. 3. Cellules incluses dans chacune desquelles se dé-veloppera un spermatozoïde.
4. — Mêmes cellules isolées.
5. Une grossie.

le testicule au contraire fonctionne sans relâche depuis la puberté jusqu'à l'extrême vieillesse. La liqueur fécondante qu'il produit, le *sperme*, est un liquide épais, filant, blanchâtre, dans lequel flotte une multitude considérable de filaments microscopiques, renflés en forme de tête à l'une de leurs extrémités, se mouvant avec une grande rapidité, ce qui les a fait considérer comme des animalcules, quoiqu'ils ne puissent être regardés que comme de simples éléments organiques. Ces *spermatozoïdes* naissent de petites cellules qui semblent être la première phase de leur existence; on les trouve à toute époque dans la semence de l'homme, tandis que chez les animaux ils ne se produisent qu'au moment du *rut*. Nous leur devons donc le privilége de pouvoir engendrer en tout temps. Cependant ils peuvent par exception manquer dans le sperme de quelques individus de bonne apparence qui sont alors inféconds. Dans la vieillesse ils deviennent de plus en plus rares et finissent par disparaître totalement.

164. L'ovule reste stérile, la sécrétion spermatique se fait en pure perte, tant que ces deux éléments n'entrent point en contact. Si l'homme adulte et bien portant est toujours prêt, la femme ne l'est pas toujours, ou du moins son aptitude à concevoir est-elle beaucoup plus grande immédiatement après l'*époque mens-*

truelle. Chacun sait que, dès l'âge de douze à quatorze ans, le sexe féminin est soumis à une évacuation sanguine périodique, signe extérieur de la fécondité. Cette fonction propre à notre espèce, sauf quelques faits exceptionnels, est appelée *menstruation;* on donne le nom de *menstrues* ou de règles à chacune de ses apparitions dont le retour a lieu généralement tous les mois, ou plutôt à des intervalles correspondant à la durée du mois lunaire, vingt-sept à vingt-huit jours en moyenne. Mais on observe en ceci de nombreuses variations, aussi bien que dans la fixation de la durée de chaque époque et dans la quantité de sang évacué. Ce liquide, fourni par les vaisseaux de la membrane qui tapisse intérieurement l'utérus, est de nature aussi pure, aussi riche en globules que la masse générale du sang. Presque toujours, et surtout dans l'adolescence, les règles sont accompagnées de douleurs lombaires, de migraine et d'une certaine irritabilité nerveuse qui n'est pas sans influence sur le moral de la femme. La menstruation coïncide avec le développement et la rupture des vésicules de l'ovaire; d'ordinaire il ne s'en

14

trouve, à chaque retour des menstrues, qu'une seule à l'état de maturité, prête par conséquent à laisser échapper son ovule dans la trompe. S'il en est autrement, si deux ou plusieurs vésicules se rompent simultanément et que la fécondation ait lieu, la *grossesse* sera *multiple*. Lorsque, par un vice de conformation originel, les ovaires manquent ou lorsqu'ils sont extirpés ou détruits, la menstruation ne s'établit pas, ou bien elle se supprime définitivement. Enfin, l'âge amenant la fin de la fécondité, les règles cessent de paraître ; et dès ce moment les ovaires commencent à se flétrir, à s'atrophier ; les vésicules se contractent, leur cavité s'oblitère, l'organe désormais inactif s'efface et disparaît quelquefois en entier.

165. A l'époque de la *puberté,* les vésicules de De Graaf, jusque-là peu développées, s'accroissent rapidement, viennent faire saillie à la surface de l'ovaire où elles éclatent successivement et par intervalles, enveloppées d'avance par le pavillon qui reçoit l'ovule et l'introduit dans la trompe. Aussitôt, le petit œuf subit quelques changements qui le préparent à la *fécondation,*

laquelle peut s'opérer soit sur l'ovaire, soit dans toute l'étendue des trompes, pendant un lent parcours qu'on estime durer de quatre à huit jours. Une fois arrivé dans la cavité utérine,

ŒUF DANS LA TROMPE, GROSSI CONSIDÉRABLEMENT

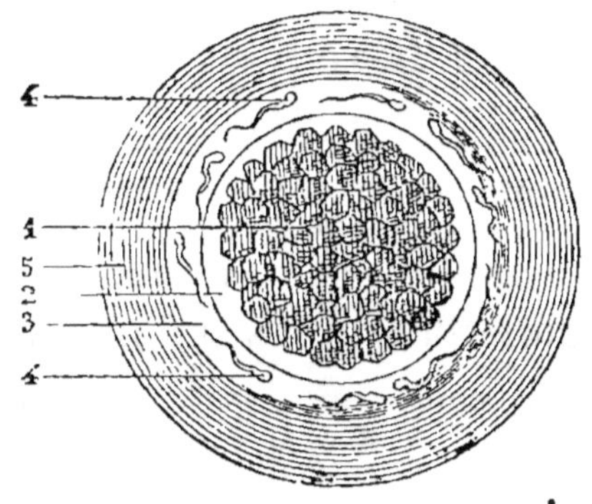

1. Vitellus, ou jaune modifié par le fait de la fécondation.
2. Espace rempli de liquide.
3. Membrane vitelline.

4. 4. Spermatozoïdes rampant sur la face externe, et maintenus appliqués contre elle par, 5, une couche albumineuse sécrétée par la trompe.

s'il n'est point fecondé, il en sort inaperçu, noyé dans le sang menstruel. Dans le cas contraire, il s'y fixe et s'y développe pendant une longue incubation.

On a cru longtemps que la fécondation s'accomplissait dans l'intérieur de l'ovaire, sous l'influence d'une vapeur spermatique (*aura seminalis*) aspirée par l'utérus et les trompes. Cette opinion n'est plus admissible depuis que le microscope a démontré la présence du sperme lui-même dans tous les points des voies génitales de la femme. Cette liqueur lancée au fond du vagin et jusque dans la cavité utérine, chemine lentement du côté de l'ovaire jusqu'à ce que, rencontrant l'ovule, elle dépose, à sa surface, des spermatozoïdes qui s'établissent dans la couche albumineuse dont l'œuf s'entoure pendant son trajet à travers la trompe, et qui finissent par pénétrer dans l'intérieur même de l'ovule où ils disparaissent après un certain temps. Il est donc rigoureusement nécessaire que le sperme, pour être fécondant, contienne des animalcules et que ceux-ci jouissent de leur intégrité. Une minime quantité de semence suffit d'ailleurs à la fécondation qui s'opère indifféremment sur quelque point que la rencontre ait lieu, si ce n'est dans la cavité de l'utérus où l'œuf ne séjourne point, s'il n'a été fécondé préalablement. Cette circonstance explique pourquoi les moments qui suivent les règles sont les plus favorables à la conception. En effet, la rupture de la vésicule ovarique coïncidant avec le flux menstruel, et la marche de l'ovule dans la trompe étant fort lente, le temps propice à la fécondation peut bien durer huit ou dix jours, mais rarement davantage, à moins d'un retard exceptionnel dans l'ovulation.

166. C'est exclusivement dans ces premiers jours que la *superfétation* est possible : on entend par ce mot la conception successive et non simultanée de deux fœtus. Or, à moins que l'utérus ne soit double par exception chez une femme, comme il l'est naturellement chez quelques femelles d'animaux, comment la semence arriverait-elle au contact d'un ovule resté dans l'une des trompes, alors que la cavité utérine serait obstruée déjà par la présence d'un premier ovule fécondé? Aussi les seuls cas de surconception admissibles résultent-ils de rapprochements sexuels réitérés à de courts intervalles. Tel est celui rapporté par Buffon, d'une femme de Charles-town qui accoucha de deux jumeaux,

14.

l'un blanc, l'autre mulâtre. Elle avoua qu'elle avait eu commerce avec un nègre peu de temps après avoir été quittée par son mari.

Quant au sexe de l'enfant, tout est jusqu'à présent resté mystérieux. Nous ignorons complétement s'il dépend de l'œuf ou du sperme, et s'il est déterminé par la puissance relative de l'homme ou de la femme. Il nous paraît donc chimérique de rechercher l'art de procréer à volonté fille ou garçon. Bien des théories ingénieuses acceptées d'abord ont été plus tard démontrées fausses. Nous craignons fort qu'il n'en soit ainsi des idées émises récemment par M. Thury : selon ce savant professeur genevois, le sexe dépendrait du plus ou du moins de maturation de l'ovule au moment où il est saisi par la fécondation ; au développement encore imparfait de l'œuf correspondrait un être féminin ; le mâle serait le fruit de la maturité plus avancée. En telle sorte que la conception, opérée dans les trois premiers jours après l'apparition des règles, donnerait des filles, et celle opérée les jours suivants, des garçons.

167. C'est vers le huitième jour de féconda-

tion que l'*œuf* accru de quatre ou cinq fois son volume primitif, descend dans l'utérus où il est arrêté, puis entouré par la membrane muqueuse tuméfiée dans laquelle il implante de nombreuses villosités, premiers éléments des vaisseaux destinés à sa nourriture. Dès le douzième jour, on distingue le corps de l'*embryon* de ses enveloppes, l'*amnios*, membrane séreuse qui produit par exhalation l'eau dans laquelle il nage, et le *chorion* qui le rattache à la muqueuse utérine et dont les villosités vasculaires, concentrées sur un seul point, multipliées, développées et mêlées à d'autres radicules vasculaires venues de l'utérus, constituent le délivre ou *placenta*, déjà très-apparent à la fin du troisième mois. Le placenta représente une masse épaisse, aplatie, spongieuse, de forme circulaire, servant d'intermédiaire entre la mère et l'enfant, dans le tissu de laquelle s'épanouissent les vaisseaux qui transportent le sang de l'un à l'autre. A peine issus du placenta, ces vaisseaux au nombre de trois, une veine et deux artères, se réunissent pour former le *cordon ombilical* qui s'insère au *nombril* du fœtus. Quant à l'embryon lui-même, il mesure, à la fin du premier mois, un centimètre de longueur; à deux mois, trois centimètres; à trois mois, dix centimètres: il pèse alors quatre vingts grammes. A quatre mois, sa longueur est de dix-huit centimètres, son poids est de deux cents grammes; à cinq mois, de vingt-cinq centimètres et de quatre cents grammes; à six mois, de trente-cinq centimètres et de sept cents grammes; à sept mois, de quarante centimètres et de douze à treize cents grammes; à huit mois, de quarante-cinq centimètres et de deux kilogrammes à deux kilog. et demi; à neuf mois, de quarante-huit à cinquante centimètres et de trois à quatre kilogrammes. A la naissance, il a généralement soixante centimètres de taille et pèse de cinq à six kilogrammes, mais il est souvent plus court et plus léger.

168. Au commencement du troisième mois, la circulation s'établit chez l'embryon telle qu'elle sera jusqu'à la naissance. Le cœur est représenté par trois renflements qui correspondent, le premier aux oreillettes, le second au ventricule droit, le troisième au ventricule gauche.

Entre les deux oreillettes existe une ouverture appelée *trou Botal* qui persistera pendant toute la vie intra-utérine du fœtus. Alors, en effet, le sang artériel de la mère, amené par la veine ombilicale, arrive à l'oreillette droite, et, par le trou Botal. à l'oreillette et au ventricule gauches. Il est de là distribué par les divisions de l'aorte à tout le corps, et ramené dans l'oreillette droite et dans le ventricule correspondant, puis transmis par l'artère pulmonaire et l'aorte descendante aux artères ombilicales qui le reportent au placenta, pour qu'il s'y renouvelle et qu'il y puise les matériaux de la nutrition; car l'*eau* de l'*amnios*, en supposant qu'elle pénètre dans l'estomac de l'embryon, ne possède aucune qualité nutritive.

169. L'utérus, dès qu'il a reçu l'ovule fécondé, subit des modifications considérables dans sa vitalité, sa texture et son volume. La muqueuse qui le tapisse à l'intérieur, naturellement très-riche en vaisseaux sanguins, s'élargit au point de remplir la cavité de ses replis, qui bientôt enveloppent l'œuf d'une troisième membrane à laquelle on donne le nom de *caduque*, parce que

au moment de l'accouchement elle est expulsée avec le chorion sur lequel elle est appliquée. L'utérus, se développant au fur et à mesure de l'accroissement de son contenu, s'élève dès la fin du troisième mois au-dessus du *pubis*; au sixième mois son fond atteint l'*ombilic ;* au neuvième il parvient jusqu'au creux de l'estomac. Ses parois, de plus en plus distendues, prennent alors très-distinctement l'aspect du tissu musculaire. Mais de si grands changements ne peuvent s'opérer sans trouble : ce sont d'abord des vomissements nerveux, du dégoût pour les aliments, des perversions singulières du goût, de l'odorat, des sentiments affectifs. Par son poids, la matrice comprime le rectum, la vessie, les vaisseaux et les nerfs du bassin, ce qui suscite des rétentions ou des incontinences d'urine, de la constipation, des varices et de l'enflure aux jambes, des crampes ou de l'engourdissement dans les membres inférieurs. Les poumons, refoulés à la fin de la gestation, fonctionnent péniblement ; le sang s'appauvrit en globubes, ce qui produit une fatigue, un malaise qu'augmente encore l'insomnie.

170. Quelques femmes éprouvent dès l'instant de la *conception* certains spasmes qui les avertissent de leur nouvel état, avant même que la suppression des règles permette de diagnostiquer sérieusement la grossesse. Non que ce signe soit lui-même infaillible; mais il est souvent corroboré par d'autres indices tels que nausées, ballonnement du ventre, tuméfaction, tension douloureuse du sein, coloration plus foncée du mamelon. Toutefois ce n'est guère avant quatre mois que l'homme de l'art peut s'assurer, en provoquant un certain ballottement, de la présence d'un produit de la conception dans le cavité utérine. D'ailleurs vers cette époque, les mouvements actifs du fœtus ressentis par la mère confirment l'existence de la grossesse. Enfin, lorsqu'on croit nécessaire d'ajouter encore à la certitude du diagnostic, on lève tous les doutes en recherchant au moyen du *stéthoscope* et de l'*auscultation* les battements du cœur de l'enfant qu'on distingue aisément des pulsations artérielles de la mère par leur fréquence à peu près double de celles-ci.

171. Dans quelques circonstances, heureuse-

ment rares, l'ovule, au lieu de s'engager dans la trompe, s'échappe dans l'abdomen après fécondation ; ou bien il s'arrête dans un point quelconque de la trompe, quelquefois dans l'épaisseur même des parois utérines. S'attachant aux tissus avec lesquels il se trouve en contact, il suit les phases de son développement pendant plusieurs mois et parfois jusqu'au terme régulier de la gestation. On nomme *extra-utérines* ces grossesses qui n'ont pas leur siége dans la matrice. Le plus ordinairement elles se terminent fatalement, à la suite d'abcès et de péritonite ; il est cependant permis d'espérer soit l'expulsion au dehors des débris du fœtus, soit sa momification dans le kyste qui le contient.

172. La durée normale de la grossesse paraît être de neuf mois ou deux-cent-soixante-dix jours à dater de la dernière apparition des règles ; mais cette loi souffre de nombreuses exceptions. Lors même qu'on connaîtrait sûrement l'époque du plus récent rapprochement des sexes, on ignorerait encore le moment précis de la conception, puisque la fécondation peut n'avoir lieu que plusieurs jours après. D'ail-

leurs, le volume de l'enfant, la contractilité des parois de l'utérus, l'état du col, nombre d'autres circonstances connues ou non connues, éloignent ou rapprochent souvent le travail de l'accouchement. Lorsqu'il se fait avant le septième mois, quand même il n'aurait pas été provoqué, il prend le nom d'*avortement*, l'enfant n'étant pas né *viable,* c'est-à-dire capable de vivre indépendamment de sa mère. Après sept mois, la naissance est dite *précoce;* après neuf mois, on l'appelle *tardive*, et la loi Française, d'accord avec quelques faits incontestables, étend la limite de la gestation jusqu'au trois-centième jour exclusivement.

173. La position du *fœtus* dans ses enveloppes est généralement telle, que la tête porte en bas, sur l'orifice du col utérin, tandis que le siége et les membres inférieurs fléchis occupent le fond de la matrice. L'accouchement est beaucoup moins facile dans la situation inverse; il devient impossible par les seules forces de la nature, si l'enfant est placé transversalement. Le travail est ordinairement annoncé par des douleurs dans les reins et dans le bas-ventre

qui cessent et reviennent à des intervalles de
moins en moins longs. Les membranes de l'œuf

POSITION NORMALE DU FŒTUS DANS LA CAVITÉ UTÉRINE AU MOMENT DE L'ACCOUCHEMENT.

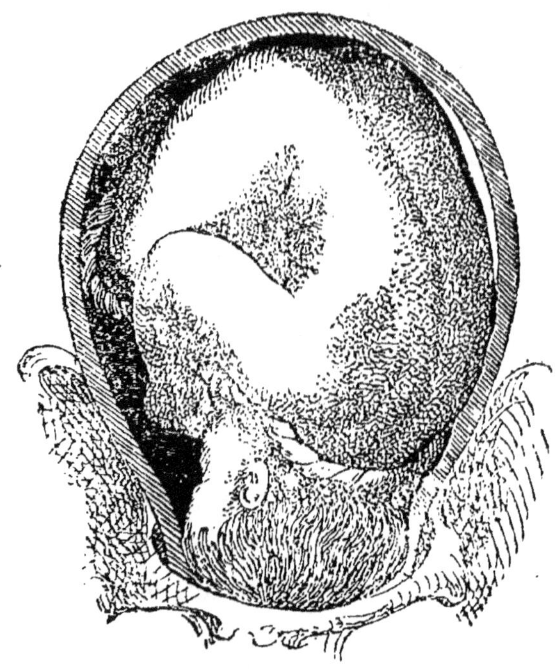

s'engagent dans l'ouverture du col, le dilatent
doucement, puis, se déchirant dans une contraction, elles donnent issue à une partie du
liquide qu'elles contiennent. La *poche des eaux*

est remplacée par la tête de l'enfant qui franchit l'orifice utérin, plonge dans le bassin, présentant tour à tour ses diamètres les plus favorables, arrive à la vulve qu'elle déploie et la traverse enfin, suivie du tronc et des membres. Les différentes évolutions que subit le fœtus pendant ce trajet si court, mais si difficile, sont le résultat, d'une part, des contractions intermittentes de l'utérus et des muscles de l'abdomen; d'autre part, des plans sur lesquels glisse la tête et qui lui donnent successivement les directions les plus propices.

174. Quoique entièrement sorti du corps de sa mère, l'enfant y adhère encore par le cordon qui cesse de livrer passage au sang dès que la respiration s'établit. On lie cependant ce faisceau vasculaire après l'avoir coupé à quelque distance du nombril. On donne au nouveau-né les soins urgents et l'on procède, avec les ménagements convenables, à *délivrer* l'accouchée des membranes et du placenta qui s'est détaché de l'utérus pendant le cours du travail. Les violentes contractions de presque tous les muscles du corps, les douleur du dernier temps de

l'opération, le sang perdu, l'ébranlement nerveux, laissent après eux un abattement profond. La matrice revenue sur elle-même rejette un sang peu copieux et mélangé, connu sous le nom de *lochies*. Celles-ci, presque interrompues au moment de la fièvre de lait, reparaissent vers le cinquième jour, et continuent pendant deux ou trois semaines avec quelques variations dans la nature et l'abondance de l'écoulement.

175. Un ou deux jours après l'accouchement, les seins deviennent durs et douloureux; la *sécrétion laiteuse* s'établit et se prolonge souvent au-delà de dix-huit mois, si la femme allaite. En ce cas, le flux menstruel reste ordinairement suspendu; quand il se rétablit avant la fin de l'allaitement, l'enfant s'en aperçoit peu, pourvu que la nourrice soit bien portante d'ailleurs. Mais cette réapparition constate une aptitude à la conception qui menace de tarir la source du lait et qui nécessite un redoublement de prudence de la part des intéressés. La sécrétion laiteuse tend à cesser d'elle-même, lorsqu'elle n'est point sollicitée par la succion. Aussi, se supprime-t-elle petit à petit et dans l'espace de quel-

ques semaines chez la femme qui ne nourrit pas, de même que chez celle qui ne nourrit plus. Alors le retour des règles vient signaler le terme du rôle compliqué que le sexe féminin remplit dans l'intérêt de la conservation de l'espèce.

176. Péniblement impressionné par les contacts nouveaux qu'il endure et par une température sensiblement inférieure à celle du milieu qu'il vient de quitter, l'enfant dilate sa poitrine, aspire l'air, le rejette en poussant des cris, déploie graduellement les cellules de ses poumons, qui ne cesseront plus de fonctionner, tant que durera son existence. Dès que la respiration est établie, il s'opère dans la circulation des changements par suite desquels les deux cercles circulatoires deviennent distincts. Sauf de rares exceptions, le trou botal s'oblitère, les deux moitiés du cœur se séparent nettement, le sang devient tour à tour artériel et veineux. Si quelque obstacle s'oppose à l'établissement de la respiration, on se hâte d'y remédier par des insufflations d'air dans les bronches et par des mouvements alternatifs imprimés au thorax. On doit aussi veiller à ce que, une fois établie, cette

fonction ne soit gênée par aucun des vêtements qui couvrent l'enfant, ni par l'obturation de la bouche ou du nez. Enfin, après ces premiers soins, on administre quelques cuillerées d'eau sucrée, en attendant que la mère, suffisamment reposée de ses fatigues, commence la tâche nouvelle dont elle ne s'affranchirait pas sans périls.

177. Elle est douée, à cet effet, de deux organes sécréteurs, hémisphériques, souples, élastiques, au centre desquels se rassemblent les canaux excréteurs en un *mamelon* qui, sous l'influence de la succion, s'érige, se développe et présente une saillie que l'enfant saisit facilement entre ses lèvres. Les *glandes mammaires* puisent dans le sang qui leur est abondamment distribué, les éléments du lait qu'elles laissent échapper déjà dans les derniers temps de la gestation. Ce liquide précoce, ainsi que celui qu'elles sécrètent immédiatement après l'accouchement (*colostrum*), est séreux et plus propre à délayer le *méconium* accumulé dans l'intestin du nouveau-né, qu'à lui fournir des matériaux nutritifs. Mais le lait prend bientôt les qualités qui font de ce produit un aliment complet, une

espèce de chyle contenant tous les principes nécessaires à la nutrition pendant le premier âge. On y trouve en effet de l'eau, du *caséum* substance azotée, du beurre, du sucre et des sels. Le microscope y démontre la présence de globules formés d'une enveloppe caséeuse, dans laquelle est enfermée la matière grasse. Le battage, en déchirant les globules, permet à cette substance de se rassembler en une masse qui constitue le beurre. Le lait devient de plus en plus riche en parties solides, pendant les premiers temps de la *lactation*. C'est vers le dixième mois qu'il commence à diminuer en force comme en quantité jusqu'à l'époque fort variable où la sécrétion mammaire se tarira tout à fait.

178. En tout temps, en tous lieux, les naissances de garçons dépassent d'un seizième celles du sexe féminin. Les filles sont généralement moins volumineuses; on voit des nouveau-nés peser jusqu'à sept kilogrammes; à terme, leur longueur varie entre quarante-cinq et cinquante centimètres, la moitié du corps correspondant à vingt-cinq millimètres au-dessus du nombril. Quelques fœtus présentent une conformation irré-

gulière, que la science attribue tantôt à l'hérédité, tantôt à des alliances consanguines, tandis que le vulgaire, ami du merveilleux, se plaît à les regarder comme le résultat d'envies ou d'impressions morales éprouvées par la mère durant la gestation. Presque tous les vices de conformation résultent soit d'un arret d'évolution des organes, soit de la fusion de deux ovules en un seul.

Mais très-heureusement les cas de *monstruosités* sont rares. D'ordinaire, l'enfant bien conformé prend son accroissement normal. Les dents qui viennent successivement garnir ses mâchoires lui permettent bientôt une alimentation de plus en plus substantielle ; il s'accroît, se développe, atteint la puberté, dont les signes extérieurs sont bien connus ; puis, poursuivant sa carrière, il devient homme à son tour, il donne l'être à des individus de son espèce et, sa tâche remplie, il restitue au monde organique les matériaux de son corps, destinés à subir de nouvelles métamorphoses.

FIN.

VOCABULAIRE EXPLICATIF

DES

TERMES EMPLOYÉS DANS CE VOLUME

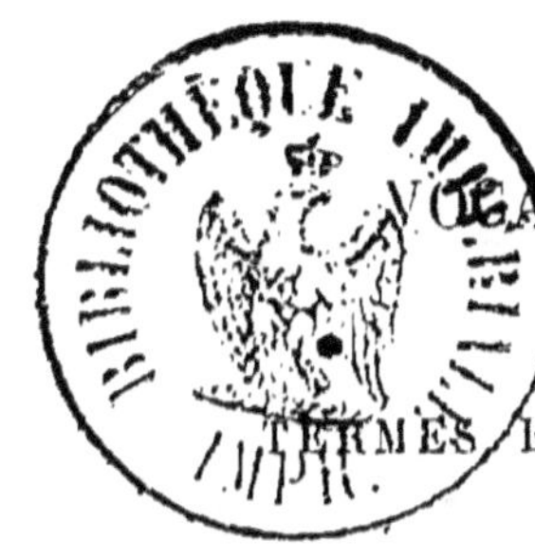

A

15.

B

Cristallin de l'œil, § 102.
Cubitus, os de l'avant-bras, § 135.
Cylinder axis, filament central des nerfs, § 122.

D

Débris humains fossiles, § 2, 3.
Décapitation, § 129, 132.
Défécation, § 33, 43.
Déférents (canaux) des testicules, § 160, 161.
Déglutition, passage des aliments de la bouche dans l'estomac, § 29.
Délivrance après l'accouchement, § 174.
Délivre ou placenta, § 167, 174.
Déluge (dernier), § 3.
Dentition, dents, § 21, 28, 35, 41, 42.
Derme ou corion, tissu principal de la peau, § 76, 118.
Dextrine, produit de la fécule, § 17, 36, 38.
Diabète sucré, § 89.
Diaphragme, muscle qui sépare le thorax de l'abdomen, § 23, 30, 33, 65.
Diarrhée, § 40, 41, 92.
Diastole, dilatation des cavités du cœur, § 57.
Digestif (appareil), § 20.
Digestion, page 32. § 13, 32, 33, 34, 37, 43.
Diluvium, terrains diluviens, § 1.
Duodénum (intestin), § 25, 38, 39.
Dure-mère, une des enveloppes du cerveau, § 124.

E

Eau, § 15, 16, 18, 95.
Eaux de l'amnios, § 168, 173.
Échanges entre les corps vivants et les corps bruts, § 10.

F

G

H

L

M

P

R

S

T

U

URÉE, acide urique, principes immédiats de l'urine, § 88.
URETÈRES, canaux de communication entre les reins et la vessie, § 86.
URÈTRE, canal excréteur de l'urine, § 86, 87, 161.
URINAIRES (calculs), § 88.
URINE, § 86, 87, 88, 89.
UTÉRUS, la matrice, § 156, 158, 169.

V

VACCIN, § 49.
VAGIN (le), canal membraneux qui s'étend de l'utérus à la vulve, § 156, 159.
VAISSEAUX, § 11. Voyez absorbants, chylifères, lymphatiques, artères, veines, capillaires.
VALVULE iléo-cœcale, repli intestinal, § 26.
VALVULES, voyez canal intestinal, cœur, veines.
VARICES, § 60.
VASCULAIRE, pourvu de vaisseaux, § 157.
VEINE-PORTE, § 48.
VEINES, § 48, 53, 55, 60.
    — caves, § 48, 55.
    — pulmonaires, § 55, 63.
VEINEUX (système, § 54, 60.
VENINS, § 49.
VENTILATION, § 73.
VENTS, voyez éructation.
VENTRICULES, voyez cœur, larynx.
VENTRILOQUIE, § 148.
VERGE, voyez pénis.
VERS intestinaux, § 44.

Z

ERRATUM

A la page 85, paragraphe 53, au lieu de « les deux ventricules communiquent entre eux », lire « les deux oreillettes communiquent entre elles. »